普通高等医学院校系列规划教材

医学统计学学习指导

主编　姚应水　袁　慧

中国科学技术大学出版社

内 容 简 介

本书的编写以突出"三基"(基础理论、基本知识、基本技能)和"五性"(思想性、科学性、先进性、启发性、适用性)为指导原则,注重培养学生的独立思考能力和实践操作能力。全书共 18 章,根据教学大纲要求,对每章提出学习的目的与要求,让学生明确学习的重点与难点;每章设计选择题、填空题和名词解释,加深学生对基础理论知识的理解;将科研成果、案例分析和错题辨析等设计成简答题和计算分析题,以培养学生的批判性和分析性思维能力;以实例分析和计算机软件操作的形式,由浅入深地指导学生掌握 SPSS 统计软件的应用。同时,提供了复习思考题的参考答案,以帮助学生进行自觉学习和自我评价。

本书可供多层次、多专业的学生作为"医学统计学"课程的配套教材,也可作为教师教学的参考用书。

图书在版编目(CIP)数据

医学统计学学习指导/姚应水,袁慧主编. —合肥:中国科学技术大学出版社, 2018.8(2024.8 重印)

ISBN 978-7-312-04503-5

Ⅰ. 医… Ⅱ. ①姚…②袁… Ⅲ. 医学统计—统计学—医学院校—教学参考资料 Ⅳ. R195.1

中国版本图书馆 CIP 数据核字 (2018) 第 166203 号

出版	中国科学技术大学出版社
	安徽省合肥市金寨路 96 号,230026
	http://press.ustc.edu.cn
	https://zgkxjsdxcbs.tmall.com
印刷	安徽省瑞隆印务有限公司
发行	中国科学技术大学出版社
经销	全国新华书店
开本	710 mm×1000 mm　1/16
印张	16
字数	305 千
版次	2018 年 8 月第 1 版
印次	2024 年 8 月第 5 次印刷
定价	38.00 元

《医学统计学学习指导》
编委会

主　编　姚应水　袁　慧

副主编　文育锋　金岳龙　黄月娥

编　者（按姓氏笔画排序）

丁　蕾　丁书姝　王安世　文育锋

石　玮　朱　玉　朱丽君　李　杰

邹云飞　宋建根　陈　燕　陈玉娟

陈佰锋　金来润　金岳龙　姚应水

袁　慧　黄月娥　常微微　梁雅丽

彭　辉

秘书组　丁书姝　宋建根

前　言

　　"医学统计学"是预防医学专业学生的专业基础课,也是所有医科类学生必须学习的一门公共基础课。"医学统计学"这门课程的教学,需要通过教师的课堂讲授和学生的自主练习有效结合,才能使学生更好地掌握统计学的基本原理和方法,从而更好地提高理论联系实际以及发现问题、分析问题和解决问题的能力。为提高"医学统计学"实践教学的质量,我们在中国科学技术大学出版社的大力支持下,根据多年的统计学教学经验编写了本书,旨在帮助学生更好地进行基于问题的实践学习。

　　本书的编写以突出"三基"(基础理论、基本知识、基本技能)和"五性"(思想性、科学性、先进性、启发性、适用性)为指导原则,注重培养学生的独立思考能力和实践操作能力。全书共18章,根据教学大纲要求,对每章都提出学习的目的与要求,让学生明确学习的重点与难点,能够在分清主次的基础上提高学习的主动性和积极性;每章设计了选择题、填空题和名词解释,可加深学生对基础理论知识的理解;将科研成果、案例分析和错题辨析等设计成简答题和计算分析题,以培养学生的批判性和分析性思维能力;以实例分析和计算机软件操作的形式,由浅入深地指导学生掌握SPSS统计软件的应用。同时,本书还提供了复习思考题的参考答案,以帮助学生进行自觉学习和自我评价。

　　本书可供多层次、多专业的学生作为"医学统计学"课程的配套教材使用,也可作为教师教学的参考书使用。本书是常年从事医学统计学和卫生统计学教学工作的各位主编、副主编和编委的经验总结,更是医学科研统计方法应用的综合体现,是所有编者智慧、辛劳与合作的成果。在此,我谨代表编委会向所有关心、帮助和支持本书编写的人们致以衷心的感谢!

　　由于编者水平有限,本书难免存在不足和错漏之处,敬请各位专家、同仁和广大读者批评指正。

姚应水

2018 年 1 月

目　　录

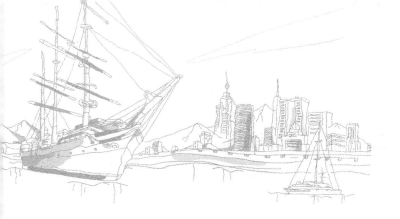

第一章　绪　论

一、学习目的与要求

掌　握

1. 医学统计学的概念。
2. 医学统计学的基本概念:同质与变异、总体和样本、参数和统计量、误差与概率等。

熟　悉

1. 资料的类型。
2. 统计工作的基本步骤。

了　解

统计学和医学统计学的发展史。

学习的重点与难点

1. 学习重点:统计学的几个基本概念。
2. 学习难点:正确区分统计资料的类型。

二、复习思考题

（一）选择题

1. 同质是指（　　）。
   A. 被研究指标的影响因素相同　　　　B. 研究对象的有关情况一样
   C. 被研究指标的主要影响因素相同　　D. 研究对象的个体差异很小

2. 变异是指（　　）。
   A. 各观察单位之间的差异
   B. 同质基础上，各观察单位之间的差异
   C. 各观察单位某测定值差异较大
   D. 各观察单位有关情况不同

3. 统计中所说的总体是指（　　）。
   A. 根据研究目的而确定的同质的个体的全部
   B. 根据地区划分的研究对象的全体
   C. 根据时间划分的研究对象的全体
   D. 根据人群划分的研究对象的全体

4. 统计中所说的样本是指（　　）。
   A. 从总体中随意抽取一部分
   B. 有意识地选择总体中的典型部分
   C. 依照研究者的要求选取有意义的一部分
   D. 从总体中随机抽取有代表性的一部分

5. 按随机方法抽取的样本特点是（　　）。
   A. 能消除系统误差　　　　　　　　　B. 能消除随机测量误差
   C. 能消除抽样误差　　　　　　　　　D. 能减少样本偏性

6. 计量资料、计数资料和等级分组资料的关系有（　　）。
   A. 计量资料兼有计数资料和等级分组资料的一些性质
   B. 计数资料兼有计量资料和等级分组资料的一些性质
   C. 等级分组资料兼有计量资料和计数资料的一些性质
   D. 计数资料有计量资料的一些性质

7. 为了由样本推断总体,样本应该是(　　)。

　　A. 总体中任意一部分　　　　　　　　B. 总体中的典型部分

　　C. 总体中有意义的一部分　　　　　　D. 总体中有代表性的一部分

8. 对于统计学上所说的系统误差、测量误差和抽样误差,在实际工作中(　　)。

　　A. 三种误差都不可避免

　　B. 系统误差和测量误差不可避免

　　C. 系统误差和抽样误差不可避免

　　D. 测量误差和抽样误差不可避免

9. 抽样误差指的是(　　)。

　　A. 个体值和总体参数值之差

　　B. 个体值和样本统计量值之差

　　C. 样本统计量值和总体参数值之差

　　D. 总体参数值和总体参数值之差

10. 抽样误差是由(　　)的。

　　A. 计算引起　　　　　　　　　　　　B. 测量引起

　　C. 抽样引起　　　　　　　　　　　　D. 采样结果不准引起

11. 医学统计工作的基本步骤是(　　)。

　　A. 调查、收集资料、整理资料、分析资料

　　B. 设计、收集资料、整理资料、分析资料

　　C. 调查、统计描述、统计推断、统计图表

　　D. 设计、统计描述、统计推断、统计图表

12. 习惯上,下列属于小概率事件的为(　　)。

　　A. $P = 0.10$ 的事件　　　　　　　　B. $P = 0.15$ 的事件

　　C. $P = 0.03$ 的事件　　　　　　　　D. 以上都不是

13. 统计分析的主要内容有(　　)。

　　A. 描述性统计和统计学检验　　　　　B. 区间估计与假设检验

　　C. 统计图表和统计报告　　　　　　　D. 描述性统计和推断性统计

14. 搞好统计工作,获得预期目标,最重要的是(　　)。

　　A. 原始资料要正确　　　　　　　　　B. 原始资料要多

　　C. 分析资料要先进　　　　　　　　　D. 整理资料要详细

15. 医学统计工作的四个基本步骤中,搜集资料的过程不包括(　　)。

　　A. 实验　　　　　　　　　　　　　　B. 统计报告

　　C. 日常医疗卫生工作记录　　　　　　D. 录入计算机

16. 以下说法哪个是正确的?（　　）

　　A. 用定性的方法得到的资料称作数值变量资料,亦称作计数资料

　　B. 观察某人群的血型,以人为观察单位,结果分为 A 型、B 型、AB 型和 O 型,是有序分类资料

　　C. 分类变量或称定量变量,其变量值是定量的,表现为数值大小,一般有度量衡单位,亦称计量资料

　　D. 用定量的方法测定观察单位某个量的大小的资料,称为数值变量资料

17. 以下说法哪个是不正确的?（　　）

　　A. 等级分组资料兼有计数与计量资料的性质

　　B. 将观察单位按某一属性的不同程度分组计数,所得各组的观察单位称为等级资料

　　C. 研究人员测量了 100 例患者外周血的红细胞数,所得资料为计数资料

　　D. 计量资料、计数资料和等级资料可根据分析需要相互转化

18. 医学统计学研究的对象是（　　）。

　　A. 医学中的小概率事件　　　　　　　　B. 有变异的医学事件

　　C. 动物和人的本质　　　　　　　　　　D. 疾病的预防与治疗

19. 用样本推论总体,具有代表性的样本指的是（　　）。

　　A. 总体中最容易获得的部分个体

　　B. 在总体中随意抽取的任意个体

　　C. 挑选总体中的有代表性的部分个体

　　D. 依照随机原则抽取总体中的部分个体

20. 下列观测结果属于等级资料的是（　　）。

　　A. 收缩压测量值　　　　　　　　　　　B. 脉搏数

　　C. 住院天数　　　　　　　　　　　　　D. 病情程度

21. 随机误差指的是（　　）。

　　A. 测量不准引起的误差　　　　　　　　B. 由操作失误引起的误差

　　C. 选择样本不当引起的误差　　　　　　D. 由偶然因素引起的误差

22. 收集资料不可避免的误差是（　　）。

　　A. 随机误差　　　　　　　　　　　　　B. 系统误差

　　C. 过失误差　　　　　　　　　　　　　D. 记录误差

23. 样本是总体中（　　）。

　　A. 任意一部分　　　　　　　　　　　　B. 典型部分

　　C. 有意义的部分　　　　　　　　　　　D. 有代表性的部分

24. 参数是指（   ）。

  A. 参与个体数
  B. 研究个体数
  C. 总体的统计指标
  D. 样本的统计指标

25. 抽样的目的是（   ）。

  A. 研究样本统计量
  B. 研究总体统计量
  C. 研究典型案例
  D. 由样本信息推断总体特征

26. 脉搏数（次/分）是（   ）。

  A. 观察单位
  B. 数值变量
  C. 名义变量
  D. 等级变量

27. 疗效是（   ）。

  A. 观察单位
  B. 数值变量
  C. 名义变量
  D. 等级变量

28. 在有关 2017 年芜湖市居民糖尿病患病率的调查研究中,总体是（   ）。

  A. 2017 年所有芜湖市居民

  B. 所有芜湖市居民

  C. 所有糖尿病患者

  D. 2017 年芜湖市居民中的糖尿病患者

29. 概率 $P = 0$,表示（   ）。

  A. 在一定条件下,某事件必然发生

  B. 在一定条件下,某事件必然不发生

  C. 在一定条件下,某事件发生的可能性很小

  D. 在一定条件下,某事件发生的可能性很大

30. 调查某单位科研人员论文发表的情况,统计每人每年的论文发表数应属于（   ）。

  A. 计数资料
  B. 计量资料
  C. 总体
  D. 个体

31. 以舒张压≥12.7 kPa 的为高血压,测量 1 000 人,结果有 990 名非高血压患者,有 10 名高血压患者,该资料属于（   ）资料。

  A. 计算
  B. 计数
  C. 计量
  D. 等级

32. 红细胞数（10^{12} L^{-1}）是（   ）。

  A. 观察单位
  B. 数值变量
  C. 名义变量
  D. 等级变量

33. 某次研究进行随机抽样,测量得到该市 120 名健康成年男子的血红蛋白数,则本次研究总体为( )。
  A. 所有成年男子　　　　　　　　　B. 该市所有成年男子
  C. 该市所有健康成年男子　　　　　D. 120 名该市成年男子
34. 某地区抽样调查 1 000 名成年人的血压值,此资料属于( )。
  A. 集中型资料　　　　　　　　　　B. 数值变量资料
  C. 无序分类资料　　　　　　　　　D. 有序分类资料
35. 以下不属于定量资料的是( )。
  A. 体块指数(体重/身高^2)　　　　B. 白蛋白与球蛋白比值
  C. 中学生中吸烟人数　　　　　　　D. 中性核细胞百分比

(二)填空题

1. 总体资料的统计指标统称为_____,样本资料的统计指标统称为_____。
2. 统计工作基本步骤包括_____、_____、_____、_____。
3. 资料类型包括_____、_____、_____三种。
4. 随机事件发生概率 P _____称为小概率事件。
5. 统计分析包括_____和_____两个部分。

(三)名词解释

1. 总体(population)　　　　　　　2. 样本(sample)
3. 同质(homogeneity)　　　　　　4. 变异(variation)
5. 参数(parameter)　　　　　　　6. 统计量(statistic)
7. 抽样误差(sampling error)　　　8. 概率(probability)

(四)简答题

1. 什么是医学统计学?
2. 简述统计学在医药卫生领域中的作用。
3. 统计学的基本工作步骤有哪些?
4. 抽样误差产生的原因是什么?可以避免抽样误差吗?
5. 何为小概率事件?

三、参 考 答 案

（一）选择题

1～5 CBADD 6～10 CDDCC 11～15 BCDAD 16～20 DCBDD
21～25 DADCD 26～30 BDABB 31～35 BBCBC

（二）填空题

1. 参数；统计量
2. 设计；收集资料；整理资料；分析资料
3. 计量资料；计数资料；等级资料
4. ≤0.05
5. 统计描述；统计推断

（三）名词解释

1. 总体（population）：根据研究目的确定的同质研究对象的全体。
2. 样本（sample）：指从研究总体中随机抽取的一部分有代表性的个体。
3. 同质（homogeneity）：指观察单位或研究指标受共同因素制约的部分，即同一总体中个体具有某些相同的性质或特征。
4. 变异（variation）：在同质基础上，个体之间存在的变异。
5. 参数（parameter）：指反映总体特征的量，常用希腊字母表示。
6. 统计量（statistic）：根据样本资料计算得到的反映样本特征的量，常用拉丁字母或英文字母表示。
7. 抽样误差（sampling error）：是由抽样造成的样本统计量与总体参数之间及样本统计量之间的差异。
8. 概率（probability）：是反映某一随机事件发生可能性大小的指标，用符号 P 表示。

(四) 简答题

1. 答案要点:应用统计学的基本原理与方法,研究医学及相关领域数据的收集、整理、分析、表达和解释的一门学科。

2. 答案要点:医学统计方法是认识医学现象的数量特征的重要工具,为科研设计,资料的收集、整理、分析以及预测等方面提供了有效的手段,对生物现象的各种变异和影响因素进行统计分析,阐明其规律。

3. 答案要点:统计学的基本工作步骤包括:设计、收集资料、整理资料和分析资料。

4. 答案要点:抽样误差是抽样理论的一个重要概念,是抽样所特有的误差,凡进行抽样就一定会产生抽样误差。这种误差虽然是不可避免的,但可以控制。

5. 答案要点:小概率事件是指 $P \leqslant 0.05$ 的随机事件,表示事件发生的可能性很小,在实际的一次抽样中可认为不会发生。

(姚应水)

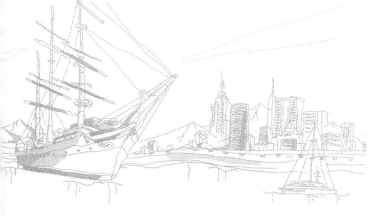

第二章　定量变量的统计描述

一、学习目的与要求

掌　握

1. 描述平均水平的统计指标的概念、计算方法及其适用条件。
2. 描述变异程度的统计指标的概念、计算方法及其适用条件。

熟　悉

定量资料频数分布表的编制方法、分布规律及用途。

了　解

1. 定量资料频数分布表的概念。
2. 描述分布形态的统计指标(偏度系数和峰度系数)的计算和意义。

学习的重点与难点

1. 学习重点:描述定量资料的平均数、变异指标的适用范围及计算方法。
2. 学习难点:不同资料平均数和变异指标的选择。

二、复习思考题

（一）选择题

1. 原始数据分布不明,表示集中趋势的指标（　　）。
   A. 均数合理
   B. 中位数合理
   C. 几何均数合理
   D. 均数和中位数都合理

2. 血清滴度资料最常计算（　　）以表示其平均水平。
   A. 算术均数
   B. 中位数
   C. 几何均数
   D. 全距

3. 原始数据减去同一个不等于 0 的常数后（　　）。
   A. 均数不变,s 变
   B. 均数变,s 不变
   C. 均数、s 都不变
   D. 均数、s 都变

4. 利用频数分布表及公式 $M = L + \dfrac{i}{f_x} \cdot \left(\dfrac{n}{2} - \sum f_L \right)$ 计算中位数时（　　）。
   A. 要求数据对称分布
   B. 要求数据偏态分布
   C. 不要求组距相等
   D. 要求组距相等

5. 如一组观察值的标准差为 0,则（　　）。
   A. 样本例数为 0
   B. 抽样误差为 0
   C. 平均数为 0
   D. 以上都不对

6. 以下指标中（　　）可用来描述数值变量资料离散程度。
   A. 算术均数
   B. 几何均数
   C. 中位数
   D. 极差

7. 偏态分布资料宜用（　　）描述其分布的集中趋势。
   A. 算术均数
   B. 标准差
   C. 中位数
   D. 四分位数间距

8. 用均数和标准差可全面描述（　　）资料的分布特征。
   A. 正态分布
   B. 正偏态分布
   C. 负偏态分布
   D. 任何分布

9. （　　　）可用于比较身高与体重的变异度。

    A. 标准差　　　　　　　　　　　B. 变异系数

    C. 全距　　　　　　　　　　　　D. 四分位数间距

10. 对于（　　　）分布的资料，$\bar{x}$ 等于 M。

    A. 分布不明　　　　　　　　　　B. 正态

    C. 负偏态　　　　　　　　　　　D. 正偏态

11. 关于标准差，错误的是（　　　）。

    A. 反映了全部观察值的离散程度

    B. 度量了一组数据偏离平均数的大小

    C. 反映了均数代表性的好坏

    D. 不会大于算术均数

12. 现有 5 人的血清滴度分别为小于 $1:20,1:40,1:80,1:160,1:320$，描述平均滴度以（　　　）指标较好。

    A. 算术均数　　　　　　　　　　B. 几何均数

    C. 中位数　　　　　　　　　　　D. 百分位数

13. 原始数据分布不明时，表示集中趋势的指标应是（　　　）。

    A. 均数　　　　　　　　　　　　B. 中位数

    C. 几何均数　　　　　　　　　　D. 均数和中位数

14. 各观察值同乘以一个不等于 0 的常数后，（　　　）不变。

    A. 均数　　　　　　　　　　　　B. 标准差

    C. 中位数　　　　　　　　　　　D. 变异系数

15. 用频率表计算平均数时，各组的组中值应为（　　　）。

    A. 本组段变量值的平均数

    B. 本组段变量值的中位数

    C. 本组段的上限值

    D.（本组段的上限值＋本组段的下限值）/2

16. 均数和标准差的关系是（　　　）。

    A. 均数越大，标准差越小

    B. 均数越大，标准差越大

    C. 标准差越大，均数对各变量值的代表性越好

    D. 标准差越小，均数对各变量值的代表性越好

17. 测定 10 名正常人的脉搏（次/分），结果为 68,79,75,74,80,79,71,75,73,84。则这 10 名正常人的脉搏标准差为（　　　）。

A. 4.73　　　　　　　　　　　　B. 22.4

C. 75.8　　　　　　　　　　　　D. 75.0

18. 测定5人的血清滴度为1∶2,1∶4,1∶4,1∶16,1∶32,则这5人血清滴度的平均水平为(　　)。

　　A. 1∶4　　　　　　　　　　　B. 1∶8

　　C. 1∶11.6　　　　　　　　　　D. 1∶6.96

19. 两组同质资料,若甲组均数小于乙组,但甲组 s 大于乙组,则(　　)。

　　A. 甲组均数代表性较好　　　　B. 甲组均数代表性较差

　　C. 两组均数代表性一样好　　　D. 无法判断

20. 调查测定某地107名正常人尿铅含量(mg/L)如表2.1所示:

表2.1　某地107名正常人尿铅含量(mg/L)分布表

尿铅含量	0～	4～	8～	12～	16～	20～	24～	28～	合 计
例　数	14	22	29	18	15	6	1	2	107

　　(1) 描述该资料的集中趋势,宜用(　　)。

　　　A. 均数　　　　　　　　　　B. 中位数

　　　C. 几何均数　　　　　　　　D. 众数

　　(2) 描述该资料的离散趋势,宜用(　　)。

　　　A. 极差　　　　　　　　　　B. 方差

　　　C. 四分位数间距　　　　　　D. 标准差

21. 以下提供若干组题目,每一组题目前列出 A、B、C、D 四个备选答案,请从中为每一道题目选择一个最佳答案。某个备选答案可被选择一次、多次或不被选择。((1)～(4)题共用备选答案)

　　A. 极差　　　　　　　　　　　B. 四分位数间距

　　C. 标准差　　　　　　　　　　D. 变异系数

　　(1) 比较7岁男童与17岁青年身高的变异程度,宜用(　　)。

　　(2) 描述近似正态分布资料个体观察值的离散趋势,宜用(　　)。

　　(3) 描述偏态分布资料个体观察值的变异程度,宜用(　　)。

　　(4) 描述分布末端无确定值资料的离散程度,宜用(　　)。

　　((5)～(8)题共用备选答案)

　　A. 中位数　　　　　　　　　　B. 均数

　　C. 几何均数　　　　　　　　　D. 众数

　　(5) 反映一组等比资料集中趋势的指标,宜用(　　)。

（6）反映一组偏峰分布资料的平均水平，宜用（　　　）。

（7）样本中出现次数最多的观察值称为（　　　）。

（8）描述近似正态分布资料的集中位置，宜用（　　　）。

（二）填空题

1. 描述定量资料集中趋势的指标有_____、_____、_____。

2. 描述定量资料离散趋势的指标有_____、_____、_____、

_____。

3. 变异系数的适用条件有_____和_____。

4. 频数分布的两个重要特征是_____和_____。

5. 频数表的用途是_____、_____、_____、_____。

6. 编制频数表的步骤为_____、_____、_____。

7. 描述分布形态的统计指标有_____和_____。

（三）名词解释

1. 平均数（average）

2. 方差（variance）

3. 百分位数（percentile）

（四）简答题

1. 描述数值变量资料集中趋势的指标有哪些？其适用范围有何异同？

2. 描述数值变量资料离散趋势的指标有哪些？其适用范围有何异同？

3. 数值变量资料频数表的组段数目是否越多越好？组距和组段数目的关系是什么？

4. 简述频数分布表（图）的用途。

5. 同一资料的标准差是否一定小于均数？

6. 标准差的用途是什么？

（五）计算分析题

1. 某地 101 例 30～50 岁健康男子血清中总胆固醇值（mmol/L）的测定结果如表 2.2 所示。

表 2.2　某地 101 例 30～50 岁健康男子血清中总胆固醇值(mmol/L)的测定结果

4.77	3.37	6.14	3.95	3.56	4.23	4.31	4.71	5.69	4.12	4.56	4.37
5.39	6.39	5.21	7.22	5.54	3.93	5.21	6.51	5.18	5.77	4.79	5.12
5.20	5.10	4.70	4.74	3.50	4.69	4.38	4.89	6.25	5.32	4.50	4.63
3.61	4.44	4.43	4.25	4.03	5.85	4.09	3.35	4.08	4.79	5.30	4.97
3.18	3.97	5.16	5.10	5.86	4.79	5.34	4.24	4.32	4.77	6.36	6.38
4.88	5.55	3.04	4.55	3.35	4.87	4.17	5.85	5.16	5.09	4.52	4.38
4.31	4.58	5.72	6.55	4.76	4.61	4.17	4.03	4.47	3.40	3.91	2.70
4.60	4.09	5.96	5.48	4.40	4.55	5.38	3.89	4.60	4.47	3.64	4.34
5.18	6.14	3.24	4.90	3.05							

(1) 编制频数分布表并绘制直方图,简述频数分布类型和分布特征。

(2) 计算适当的集中趋势指标和离散程度指标。

2. 某医院检测一批肝炎患者的相关抗原(HAA),滴度分布如表 2.3 所示,求平均滴度。

表 2.3　某医院肝炎患者(HAA)滴度分布表

抗体滴度	1:2	1:4	1:8	1:16	1:32	合　计
例　数	5	6	8	5	3	27

3. 某年某地某医师调查 205 例伤寒患者的潜伏期(天),资料如表 2.4 所示,求平均潜伏期、四分位数间距。

表 2.4　某年某地 205 例伤寒患者的潜伏期(天)分布表

潜伏期(天)	2～	4～	6～	8～	10～	12～	14～	16～	18～	≥20	合　计
人　数	26	29	42	50	48	4	2	2	1	1	205

4. 某医生调查了某地 20 岁男子 100 人,其身高均数为 169.03 cm,标准差为 4.15 cm;体重均数为 53.72 kg,标准差为 4.16 kg。试比较身高和体重的变异。

三、参 考 答 案

（一）选择题

1～5 BCBCB　　6～10 DCABB　　11～15 DCBDD　　16～20 DADB
(1) B(2) C　21 (1)～(4) DCBB (5)～(8) CADB

（二）填空题

1．算术均数；几何均数；中位数
2．极差；四分位数间距；标准差（方差）；变异系数
3．度量衡单位不同的均数间比较；均数悬殊
4．集中趋势；离散趋势
5．揭示资料的频数分布类型；描述分布特征；发现极端值；便于进一步统计分析
6．计算极差；确定组段和组距；列表划记
7．偏度；峰度

（三）名词解释

1．平均数（average）：是描述一组变量值的集中趋势或平均水平的统计指标，是统计学中最重要和应用最广泛的统计指标之一。常用的平均数有算术均数、几何均数和中位数。

2．方差（variance）：是描述所有观察值与均数的平均离散程度的指标，表示一组数据的平均离散程度。

3．百分位数（percentile）：是一种位置指标。将 n 个观察值从小到大排列，分成 100 等份，各等份含 1% 的观察值，则第 x 百分位次对应的数值称为第 x 百分位数，用 P_x 表示。全部数据中比 P_x 小的有 $x\%$ 的观察值，比 P_x 大的有 $(100-x)\%$ 的观察值。

（四）简答题

1．答案要点：算术均数，简称均数，可用于反映一组呈对称分布（特别是正态

分布)的变量值在数量上的平均水平。

几何均数,可用于反映一组经对数转换后呈对称分布或数据之间呈倍数关系或近似倍数关系资料的平均水平。

中位数用 M 表示,是一个位置指标,它是将一组观察值按从小到大的顺序排列后,位次居于中间的那个数值。中位数适用于描述各种分布,尤其是非对称分布以及开口资料等的平均水平。

2. 答案要点:极差(range),用来表示统计资料中的变异量数,是最大值与最小值之间的差距,但是不能全面反映一组资料的离散程度,易受极端值的影响,稳定性差。

四分位数间距(quartile range)用 Q 表示,一般适用于与中位数一起描述非正态分布资料的分布特征。

方差(variance)和标准差(standard deviation)是描述所有观察值与均数的平均离散程度的指标,表示一组数据的平均离散程度,反映一组呈对称分布(特别是正态分布)的变量值离散程度。

变异系数(coefficient of variation)用 CV 表示,即标准差与算术均数之比,描述了观察值的变异相对于其平均水平的大小,用于观察指标的单位不同或均数相差悬殊资料变异程度的比较。

3. 答案要点:组段数的多少主要根据研究目的及观察例数确定。组段数不宜过多或过少,组段数过多则过于繁琐,过少则难以反映出数据的分布特征。对于100~200 例的样本一般可分 10~15 组。各组段的起点和终点分别称为组段的下限和上限。相邻两组段下限值之差为组距,组距的确定一般是用极差除以组段数得出近似组距,再根据专业习惯和便于阅读、计算的原则适当做调整。

4. 答案要点:① 揭示资料的频数分布类型;② 描述数据分布特征;③ 发现极端值;④ 便于进一步统计分析。

5. 答案要点:不一定。标准差的大小与均数大小没有必然联系。

6. 答案要点:① 反映一组计量资料的离散程度,标准差越大,变量值分布越分散,均数的代表性越差,反之亦然;② 用于计算变异系数;③ 用于计算标准误差;④ 结合均数与正态分布的规律,估计参考值范围。

(五) 计算分析题

略。

(邹云飞)

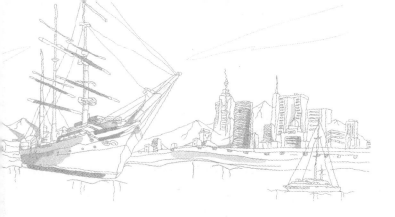

第三章 定性变量的统计描述

一、学习目的与要求

掌 握

1. 常用相对数种类(率、构成比、相对比)、概念及应用。
2. 应用相对数的注意事项。
3. 标准化率的概念及应用。

熟 悉

标准化率计算的方法。

了 解

标准组的选择原则。

学习的重点与难点

1. 学习重点:常用相对数种类概念及应用。
2. 学习难点:应用相对数的注意事项,标准化率的概念及应用。

二、复习思考题

（一）选择题

1. 某地两个村里麻疹流行，甲村发病 240 人，乙村发病 200 人，以下正确的是（   ）。
   - A. 甲村麻疹发病较乙村的严重
   - B. 甲村麻疹病人比乙村的多 40 人，所以甲村发病更严重
   - C. 不能说明甲村较乙村的发病严重，因不知两村的易感人数
   - D. 以上都不对

2. 两个样本率为 P_1 和 P_2 其样本含量分别为 n_1 和 n_2，则其合并率的计算公式是（   ）。
   - A. $P_c = P_1 + P_2$
   - B. $P_c = (P_1 + P_2)/2$
   - C. $P_c = (P_1 + P_2)/4$
   - D. $P_c = (n_1 P_1 + n_2 P_2)/(n_1 + n_2)$

3. 应用相对数时，以下说法中错误的是（   ）。
   - A. 构成比和率都是相对数，因此其表示的实际意义是相同的
   - B. 计算相对数时，分母的例数不应该太少，例数少时，计算结果的误差较大，此时使用绝对数较好
   - C. 如果要将两个率合并，应将其分子部分和分母部分分别相加，然后再重新计算率
   - D. 在进行率的比较时，应保证资料的可比性。除对比因素外，其他影响因素应该相同。各组观察对象的内部结构也应该相同

4. 已知男性的钩虫感染率高于女性，现欲比较甲、乙两村村民的钩虫感染率，但甲村人口女性多于男性，而乙村男性多于女性，适当的比较方法是（   ）。
   - A. 分性别进行比较
   - B. 不具可比性不能比较
   - C. 两个率可以直接比较
   - D. 对性别进行标比后再作比较

5. 两个县的结核病死亡率比较时要做率的标准化，可以（   ）。
   - A. 消除两组总人数不同的影响
   - B. 消除各年龄组死亡率不同的影响
   - C. 消除两组人口年龄构成的影响
   - D. 消除两组比较时的抽样误差

6. 甲县的恶性肿瘤粗死亡率比乙县的高，经标化后甲县的恶性肿瘤标化死亡

率比乙县的低,其原因是(　　)。

  A. 甲县的诊断水平比乙县的高

  B. 甲县的肿瘤防治工作比乙县的差

  C. 甲县的肿瘤防治工作比乙县的好

  D. 甲县的老人在总人口中所占比重比乙县的大

7. 某幼儿园有 100 名小朋友,在某星期内 20 名小朋友患麻疹,该园 100 名小朋友中曾有 10 人患过麻疹,另有 40 名小朋友曾注射过麻疹疫苗,且抗体呈阳性,问这所幼儿园的麻疹发病率为(　　)。

  A. 20.0%　　　　　　　　　　　B. 22.2%

  C. 33.3%　　　　　　　　　　　D. 40.0%

8. 某地 1956 年婴儿死亡人数中死于肺炎者占 16%,1976 年则占 18%,则可认为(　　)。

  A. 20 年来对婴儿肺炎防治的效果不明显

  B. 20 年来对婴儿肺炎防治的效果很差

  C. 不可直接比较

  D. 以上都不对

9. 标化后的总死亡率(　　)。

  A. 仅作为比较的基础,它反映了一种相对水平

  B. 它反映了实际水平

  C. 它不随标准的选择变化而变化

  D. 它反映了事物实际发生的强度

10. 经调查甲乙两地的冠心病粗死亡率都为 40/10 万,按年龄构成标化后,甲地冠心病标化死亡率为 45/10 万,乙地为 38/10 万,因此可以认为(　　)。

  A. 甲地年龄别人口构成较乙地年轻　　B. 乙地冠心病的诊断较甲地准确

  C. 乙地年龄别人口构成较甲地年轻　　D. 甲地冠心病的诊断较乙地准确

11. 医院中的出院资料可以用来计算(　　)。

  A. 发病率　　　　　　　　　　　B. 患病率

  C. 死亡率　　　　　　　　　　　D. 病死率

12. 某医生用一种药配方探讨对肺癌的治疗效果,治疗 2 例,2 例均治愈,其他医师用此配方治疗许多肺癌病人,无 1 例治愈,则此可认为(　　)。

  A. 前者的治愈率为 100%,后者为 0

  B. 前者的技术水平高于后者

  C. 绝对数太小,缺乏代表性,不可直接比较

D. 以上都不对

（二）填空题

1. 调查或实验研究中清点分类变量资料得到的数据称为_____。

2. 描述分类变量资料常用的指标有_____。

3. 率是指_____,常用来描述_____;构成比是指_____,常用来描述_____。

4. 由于样本率和构成比也有抽样误差,所以不能仅凭数字表面相差的大小做结论,而须进行样本率差别的_____。

（三）简答题

1. 常用的相对数指标有哪些？它们的意义和计算有何不同？

2. 什么是率的标准化法？标准组的选择原则是什么？

（四）计算分析题

1. 表 3.1 为一抽样研究资料：

（1）请填补空白的数据；

（2）根据最后三栏结果做简要分析。

表 3.1　某地各年龄组恶性肿瘤死亡情况

年龄（岁）	人口数	死亡总数	恶性肿瘤死亡人数	恶性肿瘤占总死亡率（%）	恶性肿瘤死亡率（1/10 万）	年龄别死亡率（‰）
0～	82 920		4	2.90		
20～		63		19.05	25.73	
40～	28 161	172	42			
60～			32			
合　计	167 090	715	90	12.59		

2. 试就表 3.2 分析比较甲、乙两院乳腺癌手术后 5 年的生存率。

表 3.2　甲、乙两院乳腺癌手术后 5 年生存率的比较

腋下淋巴结转移	甲医院			乙医院		
	病例数	生存数	生存率(%)	病例数	生存数	生存率(%)
无	45	35	77.77	300	215	71.67
有	710	450	63.38	83	42	50.60
合　计	755	485	64.24	383	257	67.10

(五) 讨论题

1. 据表 3.3 所给资料,结合"锑剂短程疗法治疗血吸虫病病例的临床分析"一文认为"其中 11～20 岁组死亡率最高,其次为 21～30 岁组",这种观点是否正确?

表 3.3　锑剂治疗后死亡者年龄(岁)分布表

性　别	≤10	11～20	21～30	31～40	41～50	51～60	合　计
男	3	11	4	5	1	5	29
女	3	7	6	3	2	1	22
合　计	6	18	10	8	3	6	51

2. 某医院门诊沙眼病例分析中收集了表 3.4 所示的资料:

表 3.4　某医院门诊沙眼病例年龄(岁)分布表

年龄(岁)	0～	10～	20～	30～	40～	50～	60～	70～	合　计
例　数	47	198	330	198	128	80	38	8	1 027
比例(%)	4.6	19.3	32.1	19.3	12.5	7.8	3.7	0.8	100.0

据此资料能否认为 20 多岁的人最易患沙眼? 你的看法如何?

3. 现有两年疟疾发病情况资料如表 3.5 所示,据这些数据能否判断:

(1) 1956 年与 1955 年相比,恶性疟发病少了,间日疟、三日疟发病多了。

(2) 1956 年与 1955 年相比,恶性疟发病少了,其余不变。

表 3.5　某地 1955 年、1956 年疟疾发病情况统计表

病　种	1955 年		1956 年	
	发病人数	比例(%)	发病人数	比例(%)
恶性疟	68	70	21	42
间日疟	12	12	12	24
三日疟	17	18	17	34
合　计	97	100	50	100

4. 某医师做应用磺胺药过敏原因分析的资料如表 3.6 所示。

表 3.6　应用磺胺药过敏原因统计表

原发病	上感	发热	外伤	皮炎	腹泻	牙痛	眼炎	腹痛	头痛	其他	合计
例数	59	41	35	29	26	12	11	9	5	32	259

据上述资料,是否可以判断:这批应用磺胺过敏者多数是上感、发热、外伤、皮炎和腹泻病人,因为这些都是常见病,所以用磺胺的机会多,容易过敏。

三、参 考 答 案

(一) 选择题

1~5 CDADC　6~10 DDCAA　11~12 DC

(二) 填空题

1. 计数资料或分类变量资料

2. 率、构成比和相对比

3. 发生某事件的观察例数与可能发生某事件的观察总例数之比;某事件发生的频率;某事物内部某一组成部分的例数占该事物各部分总例数;某事物内部各组成部分所占的比重或分布

4. 假设检验

（三）简答题

1. 答案要点：

（1）描述分类变量资料常用的指标有率、构成比和相对比。

（2）率是指发生某事件的观察例数与可能发生某事件的观察总例数之比。常用来描述某事件发生的频率。

（3）构成比是指某事物内部某一组成部分的例数占该事物各部分总例数。常用来描述某事物内部各组成部分所占的比重或分布。

（4）相对比表示甲指标与乙指标之比。常用来描述两个有关联的事物之比。

2. 答案要点：

（1）比较两组资料，由于内部构成不同，对率产生了影响，采用统一的标准对原来的率进行标准化，调整后的率具有可比性，这种方法称率的标准化法。

（2）标准的选择通常有三种：两组合并人口；两组中任意一组；选择一个稳定的、较大的、有代表性的人口。

（四）计算分析题

略。

（五）讨论题

略。

（黄月娥）

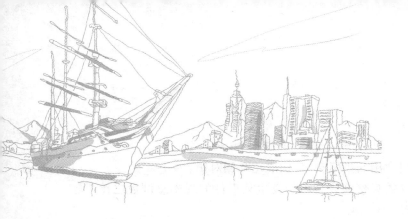

第四章　统计表与统计图

一、学习目的与要求

掌　握

1. 统计表的结构与编制要点。
2. 每种统计图的应用条件。

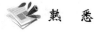

熟　悉

每种统计图的绘制要点。

了　解

医学科研数据统计绘图的常用软件。

学习的重点与难点

1. 学习重点:统计表的结构与编制要点、每种统计图的应用条件。
2. 学习难点:每种统计图的应用条件。

二、复习思考题

（一）选择题

1. 统计表有广义和狭义两种,狭义统计表是指（　　　）。
   A. 统计分析表　　　　　　　　　B. 调查表
   C. 统计报表　　　　　　　　　　D. 整理汇总表

2. 统计分析表有简单表和复合表两种,复合表是指（　　　）。
   A. 有主词和宾词　　　　　　　　B. 主词分为两个或两个以上标志
   C. 宾词分成两个或两个以上标志　D. 包含两张或两张以上简单表

3. 对统计表和统计图标题的要求是（　　　）。
   A. 两者标题都在下方
   B. 两者标题都在上方
   C. 统计表标题在上方,统计图标题在下方
   D. 统计表标题在下方,统计图标题在上方

4. 制定某年某县恶性肿瘤男、女年龄别死亡率的统计分析表,则主要标志是
   （　　　）。
   A. 性别　　　　　　　　　　　　B. 年龄别
   C. 死亡率　　　　　　　　　　　D. 性别和年龄别

5. 不同性质的统计资料,常需用不同的统计图加以表达,一般来讲（　　　）。
   A. 连续性的资料宜用直条图
   B. 连续性的资料宜用圆形图或构成比直条图
   C. 按质分组的资料宜用线图
   D. 以上都不对

6. 制图通则有（　　　）。
   A. 标题应说明图的主要内容,一般放在图的上方
   B. 纵横两轴应有标目,一般不标明单位
   C. 纵轴尺度一定须从零开始
   D. 直条图和线图,其长宽比例一般以 5∶7 为宜

7. 比较某地区新中国成立以来三种疾病的发病率在各年度的发展速度,宜绘

制选用（　　　）。

    A. 普通线图   B. 直方图

    C. 统计地图   D. 半对数线图

8. 绘制某地某年流行性乙型脑炎患者的年龄分布图，宜选用（　　　）。

    A. 直条图   B. 圆形图

    C. 线图   D. 直方图

9. 统计地图可用于表示（　　　）。

    A. 某现象的内部构成   B. 某现象的地理分布

    C. 各现象的比较   D. 某现象的频数分布

10. 直方图可用于（　　　）。

    A. 某现象的内部构成

    B. 某现象随另一现象的伴随变化趋势

    C. 各现象的比较

    D. 某现象的频数分布

11. 某地两年的三种死因别死亡率，若用统计图表示，可选用（　　　）。

    A. 线图   B. 构成图

    C. 直条图   D. 直方图

12. 下列统计图表示统计资料的数量中哪项是错误的？（　　　）

    A. 以线条的高低   B. 以面积的大小

    C. 以图案   D. 以几何图形

13. 哪种图无法考虑长宽比例？（　　　）

    A. 直条图   B. 直方图

    C. 普通线图   D. 多边图

14. 下列绘制直条图的要求中，错误的是（　　　）。

    A. 横轴示项目   B. 纵轴示指标数值

    C. 直条图等宽、等距   D. 尺度一般可不等距

15. 绘制构成比直条图的要求中，错误的是（　　　）。

    A. 任选直条全长为 100%

    B. 为便于比较，直条上方绘一比例尺

    C. 可进行多个事物构成不同年度的纵、横比较

    D. 应注意长宽比为 7∶5

16. 下列统计图中，意义相同的是（　　　）。

    A. 直方图与直条图   B. 普通线图与半对数图

C. 圆图和构成比条图　　　　　　　D. 普通地图与统计地图

17. 表示某县 1950~1960 年肝炎发病率的变动趋势的图,应选择(　　)。

    A. 圆形图　　　　　　　　　　　　B. 普通线图

    C. 直方图　　　　　　　　　　　　D. 直条图

18. 某中学毕业班近视眼发生情况如表 4.1 所示,应选用(　　)表示。

表 4.1　某中学毕业班近视眼情况统计表

班　级	1	2	3	4	5	6
人　数	60	57	30	55	57	52
近视眼人数	14	9	10	15	7	21

    A. 直条图　　　　　　　　　　　　B. 构成图

    C. 普通线图　　　　　　　　　　　D. 直方图

19. 某市流行性乙型脑炎逐年病死率如表 4.2 所示,应选用(　　)表示。

表 4.2　某市流行性乙型脑炎病死率趋势表

年　份	病死率(%)
1949	48.9
1950	43.1
1951	27.3
1952	21.5
1953	20.0
1954	18.2
1955	12.7

    A. 直方图　　　　　　　　　　　　B. 半对数图

    C. 普通线图　　　　　　　　　　　D. 直条图

20. 1955 年某地几种传染病的病死率如表 4.3 所示,应选用(　　)表示。

表 4.3　1955 年某地几种传染病的病死率情况

病　类	病死率(%)
白　喉	10.9
流行性乙型脑炎	18.0
流行性脑脊髓膜炎	11.0
痢　疾	2.7
脊髓灰质炎	3.4

A. 直条图　　　　　　　　　　　B. 构成图
C. 直方图　　　　　　　　　　　D. 普通线图

21. 某年某地流行性乙型脑炎发生人数与死亡人数如表4.4所示,应选用（　　）表示。

表4.4　某年某地流行性乙型脑炎流行情况统计表

地　区	发生人数	死亡人数
甲　地	250	158
乙　地	87	27
丙　地	73	39
丁　地	49	28
戊　地	26	14
合　计	485	266

A. 构成图　　　　　　　　　　　B. 直方图
C. 复式条图　　　　　　　　　　D. 单式条图

22. 某年某地3～4岁儿童急性传染病构成如表4.5所示,应选用（　　）表示。

表4.5　某年某地3～4岁儿童急性传染病发病情况

病　类	病例数	病死率（%）
猩红热	2 920	36.5
麻　疹	2 640	33.0
百日咳	1 450	18.0
白　喉	530	6.6
痢　疾	470	5.9
合　计	8 010	100.0

A. 直条图　　　　　　　　　　　B. 直方图
C. 构成图　　　　　　　　　　　D. 线图

23. 直方图横轴的变量取值为各组段的（　　）。
A. 下限　　　　　　　　　　　　B. 上限
C. 组中值　　　　　　　　　　　D. 以上都不对

24. 现测得20名糖尿病患者的血糖值和胰岛素水平,若要图示两者的关系,宜选用(　　)。

    A. 直条图   B. 直方图

    C. 构成图   D. 散点图

25. 下列统计图纵坐标必须从 0 开始的是(　　)。

    A. 直条图   B. 半对数图

    C. 构成图   D. 线图

(二)填空题

1. 列表的原则是＿＿＿＿、＿＿＿＿、＿＿＿＿。

2. 统计表的五项基本要求是＿＿＿＿、＿＿＿＿、＿＿＿＿、＿＿＿＿和＿＿＿＿。

3. 统计表的三条基本线包括＿＿＿＿、＿＿＿＿、＿＿＿＿。

4. 根据纵轴尺度的不同,线图可分为＿＿＿＿和＿＿＿＿。

5. 常见的统计图有＿＿＿＿、＿＿＿＿、＿＿＿＿、＿＿＿＿、＿＿＿＿、和＿＿＿＿。

(三)名词解释

1. 统计表(statistical table)

2. 统计图(statistical chart)

(四)简答题

1. 统计表、统计图在表达资料中有何特殊作用?

2. 统计表由哪些要素构成? 制表时的注意事项有哪些?

3. 统计表的种类有哪几种? 其基本结构是什么?

4. 常用的统计图有哪几种? 它们的适用条件是什么?

5. 半对数线图与普通线图的区别是什么?

6. 为什么半对数线图可描述发展速度的变化?

7. 直方图、直条图与百分条图有何区别?

8. 表 4.6 所示为某医院对麦芽根糖浆治疗急慢性肝炎 161 例的疗效列表,试做改进。

表 4.6　麦芽根糖浆治疗急慢性肝炎疗效观察

总例数	有 效						无 效	
	小 计		近期痊愈		好 转			
	例 数	比 例	例 数	比 例	例 数	比 例	例 数	比 例
161	108	67.1%	70	45.3%	38	23.6%	53	32.9%

（五）计算题

1. 某县防疫站 1972 年开始在城关建立"预防接种卡"，使计划免疫工作得到加强。为验证效果，1975 年 5 月观察了 482 人的锡克氏实验反应，其中：幼儿园儿童 101 人，阳性 21 人；小学生 145 人，阳性 22 人；中学生 236 人，阳性 15 人。相比而言，1974 年为：幼儿园 144 人，阳性 47 人；小学生 1 417 人，阳性 323 人；中学生 359 人，阳性 41 人。试用适当的统计表和统计图描述上述结果，并做简要分析。

2. 根据表 4.7 所示资料做简要分析。

表 4.7　某市某年男女学生各年龄组的身高均数（cm）

年龄组（岁）	男	女
7～	115.41	115.51
8～	118.33	117.53
9～	122.16	121.66
10～	126.48	125.94
11～	129.64	127.76
12～	135.50	138.26
13～	138.36	141.17
14～	145.14	147.21
15～	150.84	150.03
16～	154.70	153.06
17～	161.90	156.63

3. 某地 1952 年和 1972 年三种死因别死亡率如表 4.8 所示，试将该资料绘制成统计图。

表 4.8　某地 1952 年和 1972 年三种死因别死亡率(1/10 万)

死　因	1952 年	1972 年
肺结核	165.2	27.4
心脏病	72.5	83.6
恶性肿瘤	57.2	178.2

三、参 考 答 案

(一) 选择题

1～5 ABCDD　6～10 DDDBD　11～15 CCDDB　16～20 CBACA
21～25 CCCDA

(二) 填空题

1. 重点突出,简单明了;主谓分明,层次清楚;结构完整,有自明性
2. 标题;标目;线条;数字;备注
3. 顶线;底线;纵标目分割线
4. 普通线图;半对数线图
5. 条图;线图;圆图;百分条图;散点图;统计地图;箱式图

(三) 名词解释

1. 统计表(statistical table):是将统计分析的食物及其指标用表格的形式列出来,直观地反映事物的数量关系及其趋势的一种表现形式。

2. 统计图(statistical chart):是用点的位置、线段的升降、直条的长短和面积的大小等来表达统计数据的一种形式。

(四) 简答题

1. 答案要点:统计表表达数据具有以下特点:重点突出、简单明了、层次清楚;统计图具有以下特点:直观、形象、生动、具体。

2. 答案要点：基本要素：标题、标目、线条、数字、备注；制表的注意事项：重点突出、简单明了、主谓分明、层次清楚、结构完整、有自明性。

3. 答案要点：种类：简单表、组合表。简单表：按单一标志或变量分组；组合表：将两个或两个以上标志或变量结合起来分组形成。

4. 答案要点：比较图：适用于数据间的对比；分布图：描述数据的分布情况；动态图：描述数据的动态变化；关系图：描述两组变量值之间的相关关系。

5. 答案要点：普通线图：纵轴为原始数据，用来描述数据的变化幅度大小；半对数线图：纵轴为原始数据取对数值后的数据，用来描述数据的变化速度大小。

6. 答案要点：半对数线图的纵轴为对数值，绘制出来线段的角度大小反映了数据的相对变化幅度，所以能够表明数据的变化速度。

7. 答案要点：直方图：表明连续型数值变量的频数分布；直条图：多个组别和多个类别的统计指标的比较；百分条图：用于描述单个或多个构成比的资料。

8. 答案要点（如表4.9）：

表4.9　麦芽根糖浆治疗急慢性肝炎疗效观察

效　果	例　数	百分比(%)
痊　愈	70	45.3
好　转	38	23.6
无　效	53	32.9
合　计	161	100.0

（五）计算分析题

略。

（陈　燕）

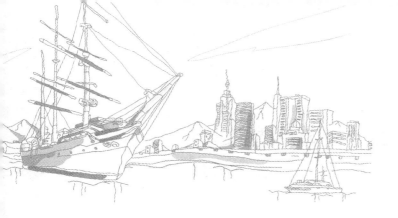

第五章　常用概率分布

一、学习目的与要求

掌　握

1. 三个常用概率分布的概念、图形特征和三者之间的关系。
2. 利用三个常用概率分布计算概率或者累计概率。
3. 计算医学参考值范围。

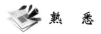

熟　悉

应用正态近似的条件。

了　解

质量控制图的应用。

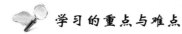

学习的重点与难点

1. 学习重点：三个常用概率分布的概念、图形特征和三者之间的关系；利用三个常用概率分布计算概率或者累计概率；计算医学参考值范围。
2. 学习难点：利用三个常用概率分布计算概率或者累计概率。

二、复习思考题

(一) 选择题

1. 二项分布的概率分布图在( )条件下为对称图形。

    A. $n > 50$ B. $\pi = 0.5$

    C. $n\pi = 1$ D. $\pi = 1$

2. 满足( )时，二项分布 $B(n, \pi)$ 近似正态分布。

    A. $n\pi$ 和 $n(1-\pi)$ 均 $\geqslant 5$ B. $n\pi$ 或 $n(1-\pi) \geqslant 5$

    C. $n\pi$ 足够大   D. $n > 50$

3. ( )的均数等于方差。

    A. 正态分布   B. 二项分布

    C. 对称分布   D. Poisson 分布

4. 标准正态分布曲线下，中间 95% 的面积所对应的横轴范围是( )。

    A. $(-\infty, 1.96)$ B. $(-1.96, 1.96)$

    C. $(-\infty, 2.58)$ D. $(-2.58, 2.58)$

5. 服从二项分布的随机变量的总体均数为( )。

    A. $n(1-\pi)$ B. $(n-1)\pi$

    C. $n\pi(1-\pi)$ D. $n\pi$

6. 服从二项分布的随机变量的总体标准差为( )。

    A. $\sqrt{n(1-\pi)}$ B. $\sqrt{(n-1)\pi(1-\pi)}$

    C. $n\pi(1-\pi)$ D. $\sqrt{n\pi(1-\pi)}$

7. 设 X_1, X_2 分别服从以 λ_1, λ_2 为均数的 Poisson 分布，且 X_1 与 X_2 独立，则 $X_1 + X_2$ 服从以( )为方差的 Poisson 分布。

    A. $\lambda_1^2 + \lambda_2^2$ B. $\lambda_1 + \lambda_2$

    C. $(\lambda_1 + \lambda_2)^2$ D. $\sqrt{(\lambda_1 + \lambda_2)^2}$

8. 满足( )时，二项分布 $B(n, \pi)$ 近似 Poisson 分布。

    A. n 很大且 π 接近 0   B. $n \to \infty$

    C. $n\pi$ 或 $n(1-\pi) \geqslant 5$ D. n 很大且 π 接近 0.5

9. 随机变量 X 服从正态分布 $N(\mu_1,\sigma_1{}^2)$，Y 服从正态分布 $N(\mu_2,\sigma_2{}^2)$，X 与 Y 独立，则 $X-Y$ 服从（　　）。

A. $N(\mu_1+\mu_2,\sigma_1{}^2-\sigma_2{}^2)$　　　　B. $N(\mu_1-\mu_2,\sigma_1{}^2-\sigma_2{}^2)$

C. $N(\mu_1-\mu_2,\sigma_1{}^2+\sigma_2{}^2)$　　　　D. $N(0,\sigma_1{}^2+\sigma_2{}^2)$

10. 据以往经验，注射破伤风抗毒素异常发生率为 5‰，某医院一年接种 600 人次，无 1 例发生异常，该情况发生的可能性应等于（　　）。

A. $1-0.995^{600}$　　　　　　　　B. e^{-3}

C. $0/600$　　　　　　　　　　　　D. $1-0.005^{600}$

11. 用计数器测得某放射性物质 10 分钟内发出的脉冲数为 660 个，据此可估计出该放射性物质平均每分钟脉冲计数的 95% 可信区间为（　　）。

A. $660\pm1.96\sqrt{660}$　　　　　　B. $660\pm2.58\sqrt{660}$

C. $66\pm1.96\sqrt{66}$　　　　　　　D. $66\pm1.96\dfrac{\sqrt{660}}{10}$

12. Poisson 分布的方差和均数分别记作 σ^2 和 λ，当满足条件（　　）时，Poisson 分布近似正态分布。

A. π 接近 0 或 1　　　　　　　　B. σ^2 较小

C. λ 较小　　　　　　　　　　D. $\sigma^2\geqslant20$

13. 关于 Poisson 分布，以下说法错误的是（　　）。

A. Poisson 分布是一种离散分布

B. Poisson 分布常用于研究单位时间或单位空间内某罕见事件发生数的分布

C. Poisson 分布具有 n 很大时事件发生率很小的性质

D. 对 π 很小、n 很大的同一资料用二项分布和 Poisson 分布法算得的结果差别很大

14. Poisson 分布的性质有（　　）。

A. Poisson 分布的标准差等于均数　　B. Poisson 分布的方差等于均数

C. Poisson 分布有两个参数　　　　　D. Poisson 分布不具可加性

15. （　　）的参数只有一个。

A. 正态分布　　　　　　　　　　　B. 二项分布

C. Poisson 分布　　　　　　　　　　D. 标准正态分布

16. 标准正态分布的均数与标准差是（　　）。

A. 0,1　　　　　　　　　　　　　　B. 1,0

C. 0,0　　　　　　　　　　　　　　D. 1,1

17. 正态分布的两个参数 μ 与 σ,（　　）对应的正态曲线越趋扁平。

A. μ 越大 　　　　　　　　　　B. μ 越小

C. σ 越大 　　　　　　　　　　D. σ 越小

18. 正态分布的两个参数 μ 与 σ,（　　）对应的正态曲线平行右移。

A. 增大 μ 　　　　　　　　　　B. 减小 μ

C. 增大 σ 　　　　　　　　　　D. 减小 σ

19. 关于二项分布,错误的是（　　）。

A. 服从二项分布随机变量为离散型随机变量

B. 当 n 很大,π 接近 0.5 时,二项分而图形接近正态分布

C. 当 $n\pi > 5$ 时,二项分布接近正态分布

D. 服从二项分布随机变量,取值的概率之和为 1

20. 正态分布曲线,从 μ 到 $\mu + 2.58\sigma$ 的面积占曲线下总面积的（　　）。

A. 99% 　　　　　　　　　　B. 95%

C. 47.5% 　　　　　　　　　　D. 49.5%

21. 正态分布曲线上的拐点所对应的横坐标为（　　）。

A. $\mu \pm 2\sigma$ 　　　　　　　　　　B. $\mu \pm \sigma$

C. $\mu \pm 3\sigma$ 　　　　　　　　　　D. $\mu \pm 1.96\sigma$

22. 以下方法中,确定医学参考值范围的最好方法是（　　）。

A. 百分位数法

B. 正态分布法

C. 结合原始数据分布类型选择相应的方法

D. 标准化法

23. 正态分布曲线,从 $\mu + 1.96\sigma$ 到 $\mu + 2.58\sigma$ 的面积占曲线与横轴所夹总面积的（　　）。

A. 2.5% 　　　　　　　　　　B. 2%

C. 49.5% 　　　　　　　　　　D. 47.5%

24. 以下分布中方差等于标准差的分布是（　　）。

A. 正态分布 　　　　　　　　　　B. 标准正态分布

C. 二项分布 　　　　　　　　　　D. Poisson 分布

25. 根据 500 例正常人的发铅值原始数据（偏态分布）,计算其 95% 医学参考值范围应采用（　　）。

A. 双侧正态分布法 　　　　　　　　B. 双侧百分位数法

C. 单上侧百分位数法 　　　　　　　D. 单下侧百分位数法

26. 正态分布 $N(\mu, \sigma^2)$，当 μ 恒定时，σ 越大（　　）。

    A. 曲线沿横轴越向左移动

    B. 曲线沿横轴越向右移动

    C. 观察值变异程度越大，曲线越"胖"

    D. 观察值变异程度越小，曲线越"瘦"

27. 标准正态分布的中位数等于（　　）。

    A. 0   B. 1

    C. 1.64   D. 1.96

28. 某定量指标 X 呈对数正态分布，医学上认为该指标过高为异常，计算 95% 医学参考值范围，应采用公式为（　　）。（$Y = \lg X$）

    A. $\overline{X} \pm 1.96 S_{\overline{X}}$ B. $\lg^{-1}(\overline{Y} \pm 1.96 S_Y)$

    C. $0, \lg^{-1}(\overline{Y} + 1.64 S_Y)$ D. $\lg^{-1}(\overline{Y} + 1.64 S_Y)$

29. 设随机变量 $X \sim N(2, 2^2)$，若要将 X 转化为服从标准正态分布的变量 Z，则所采用的标准化变换为（　　）。

    A. $\dfrac{X-2}{2}$ B. $\dfrac{X-2}{\sqrt{2}}$

    C. $\dfrac{X+2}{\sqrt{2}}$ D. $\dfrac{X+2}{2}$

30. 若 X 的方差等于 6，Y 的方差等于 4，X 与 Y 独立，则 $2X - Y$ 的方差等于（　　）。

    A. 5   B. 2

    C. 28   D. 10

31. 健康男子收缩压的正常值范围一般指（　　）。

    A. 所有健康成年男子收缩压的波动范围

    B. 绝大多数正常成年男子收缩压的波动范围

    C. 所有正常成年男子收缩压的波动范围

    D. 少部分正常成年男子收缩压的波动范围

32. 若随机变量 X 服从正态分布 (μ, σ^2)，则 X 的第 95 百分位数等于（　　）。

    A. $\mu - 1.64\sigma$ B. $\mu + 1.64\sigma$

    C. $\mu + 1.96\sigma$ D. $\mu - 1.96\sigma$

33. 据以往经验，用青霉素治疗大叶型肺炎治愈率为 85%，某医院用其治疗 10 名儿童，该药发生无效的可能性为（　　）。

    A. $1 - 0.85^{10}$ B. 0.15

C. 0.85^{10} D. $1-0.15^{10}$

34. Poisson 分布的标准差 σ 和平均数 λ 的关系是（　　）。

　　A. $\lambda > \sigma$ B. $\lambda < \sigma$

　　C. $\lambda = \sigma^2$ D. $\lambda = \sqrt{\sigma}$

35. 下列对于正态分布曲线的描述,正确的是（　　）。

　　A. 当 σ 不变时,随着 μ 增大,曲线向右移

　　B. 当 σ 不变时,随着 μ 增大,曲线向左移

　　C. 当 μ 不变时,随着 σ 增大,曲线向右移

　　D. 当 μ 不变时,随着 σ 增大,曲线向左移

36. 下列关于标准正态分布的说法,错误的是（　　）。

　　A. 标准正态分布曲线下总面积为 1

　　B. 标准正态分布是 $\mu = 0$ 并且 $\sigma = 1$ 的正态分布

　　C. 标准正态分布的曲线是唯一的

　　D. 任何资料均能通过 Z 变换变成标准正态分布

37. 下列关于医学参考值范围的说法,正确的是（　　）。

　　A. 医学参考值范围是根据大部分"健康人"的某项指标制定的

　　B. 医学参考值范围的制定方法不受分布资料类型的限制

　　C. 在制定医学参考值范围时,最好用 95% 的范围,因为这个范围最能说明医学问题

　　D. 在制定医学参考值范围时,最好用 95% 的范围,因为这样比较好计算

38. 为了制定尿铅的正常值范围,测定了一批正常人的尿铅含量,下列说法正确的是（　　）。

　　A. 无法制定,要制定正常值范围必须测定健康人的尿铅含量

　　B. 可以制定,应为单侧上限

　　C. 可以制定,应为单侧下限

　　D. 可以制定,但是无法确定是上侧范围还是下侧范围

39. 对数的正态分布有（　　）。

　　A. 均数等于几何均数

　　B. 均数等于中位数

　　C. 几何均数等于中位数

　　D. 均数等于几何均数等于中位数

40. 要评价某市一名 5 岁男孩的身高是否偏高或偏矮,其统计方法是（　　）。

　　A. 用该市 5 岁男孩身高的 95% 或 99% 正常值范围来评价

B. 做身高差别的统计学检验来评价

C. 用身高均数的 95% 或 99% 可信区间来评价

D. 不能做评价

41. X 服从二项分布 $B(20,0.3)$, X 为(   )时其对应概率最大。

  A. 4   B. 5

  C. 6   D. 7

42. X 服从二项分布 $B(19,0.4)$, X 为(   )时其对应概率最大。

  A. 4   B. 5

  C. 6   D. 7

43. X 服从参数为 5.6 的 Poisson 分布, X 为(   )时其对应概率最大。

  A. 4   B. 5

  C. 6   D. 7

44. X 服从参数为 11 的 Poisson 分布, X 为(   )时其对应概率最大。

  A. 8   B. 9

  C. 10   D. 12

45. 坐标原点上的一个质点按下述规则移动:每次移动一个单位,移动的方向为向上或向右,向上、向右移动的概率是 1/2。质点移动 5 次后位于点 (2,3) 的概率是(   )。

  A. $\left(\dfrac{1}{2}\right)^5$ B. $C_5^2\left(\dfrac{1}{2}\right)^2$

  C. $C_5^2 C_5^3\left(\dfrac{1}{2}\right)^5$ D. $C_5^2\left(\dfrac{1}{2}\right)^5$

(二) 填空题

1. 正态分布曲线关于_____对称,在_____处有拐点。

2. 正态分布曲线下面积为_____,在_____处取得该概率密度函数的最大值。

3. 正态分布曲线的形状由_____决定,当 μ 恒定,其值越大,曲线越_____。

4. 标准正态分布的两个参数_____、_____。

5. 二项分布的两个参数_____、_____。

6. 标准化变换又叫 Z 变换,这里 $Z =$ _____。

7. 确定医学参考值范围的方法有:_____、_____、_____。

8. 一般，当_____时，二项分布近似正态分布。

9. 一般，当_____时，Poission 分布资料可按正态分布处理。

10. Poission 分布的参数是_____。

（三）名词解释

1. 医学参考值范围（medical reference range）
2. 正态分布曲线（normal distribution curve）
3. 二项分布（binomial distribution）
4. Poission 分布（Poisson distribution）
5. 标准正态分布（standard normal distribution）

（四）简答题

1. 简述二项分布、Poission 分布和正态分布三者之间的关系。
2. 简述确定医学参考值范围的一般步骤。
3. 简述正态分布、标准正态分布和对数正态分布三者之间的关系。
4. 简述二项分布的图形特征。
5. 简述 Poission 分布的图形特征。

（五）计算分析题

1. 500 名女大学生的平均身高为 158.3 cm，标准差为 6.5 cm，请根据资料做如下分析：

（1）计算其 95% 的频数范围。

（2）试估计该校女大学生身高在 156.5～159.2 cm 范围内的人数。

（3）试估计该校女大学生中，身高高于 170.0 cm 的所占比例。

2. 根据以往资料，某种药物治疗某非传染性疾病的有效率为 0.8。今用该药治疗该病患者 50 人，试计算这 50 人中有 40 人有效的概率。

3. 在对某市自来水进行检测时，发现每 1 mL 水样中，平均检测出 4 个细菌。试计算从 1 mL 自来水水样中检测出 8 个细菌的概率及至多检测出 8 个细菌的概率。

4. 设随机变量 $X \sim B(5, \pi)$，且 $P(X \geqslant 1) = 2/5$，求 π。

5. 设随机变量 $X \sim N(2, \sigma^2)$，且 $P(2 < X < 4) = 0.3$，求 $P(X < 0)$。

6. 某药店负责某社区 1 000 人的药品供应。某种药品在一段时间内每人购买 1 件的概率为 0.3，假定在这一段时间内，各人购买与否彼此独立。问药店应预备多少件这种药品，才能以 99.7% 的概率保证不会脱销？（已知该药品在这段时间

内每人最多可以买 1 件)

7. 抽样测量 300 名健康成人血清总胆固醇,均值为 4.48(mmol/L),标准差为 0.54(mmol/L)。假定血清总胆固醇值为正态分布,试计算健康成人血清总胆固醇值为 95% 的医学参考值范围?若某人血清总胆固醇值为 5.85(mmol/L),则其水平是异常还是正常?人群中高于 5.85(mmol/L) 的比例是多少?

8. 设某保险公司开展老年人寿保险业务,一年有 10 000 名老年人参加,每人每年交 1 000 元。若某老年人死亡,公司要付给其家属 100 000 元。根据以往资料可知,老年人死亡率为 0.005,试求保险公司在这次保险中亏损的概率。

9. 某医院有 80 台同类型检测设备,各台工作是相互独立的,发生故障的概率都是 0.01,且 1 台设备的故障能由 1 个人处理。现有两种配备维修工人的方案:一是 4 人维护,每人负责 20 台;二是 3 人共同维护 80 台。哪种方案更好?

10. 设每分钟通过某交通道口的汽车流量 X 服从 Poisson 分布,且已知在一分钟内无汽车通过与恰有一辆汽车通过的概率相等,求一分钟内至少有两辆汽车通过的概率。

11. 设随机变量 $X \sim N(3, 2^2)$:
(1) 确定 c,使得 $P(X>c) = P(X \leqslant c)$,求 $P(X<0)$;
(2) 确定 d,使得 $P(X>d) \geqslant 0.9$。

12. 设测量误差 $X \sim N(0, 10^2)$,现进行 100 次独立抽样,求误差的绝对值超过 19.6 的次数不少于 3 次的概率。

13. 若每次射击中靶的概率为 0.7,一共射击 10 次。试求:
(1) 命中 3 次的概率;
(2) 至少命中 3 次的概率;
(3) 最可能命中几次。

14. 某单位招聘 155 人,按照考试成绩从高到低录用,共有 526 人报名。假设考试成绩服从 $X \sim (\mu, \sigma^2)$,已知 90 分以上 12 人,60 分以下 83 人。某人成绩为 78 分,试问能否被录取?

15. 设书籍上每页的印刷错误的个数服从 Poisson 分布,经统计发现在某本书上有 1 个印刷错误与有 2 个印刷错误的页数相同。求任意检验 4 页,每页上都没有印刷错误的概率。

三、参 考 答 案

（一）选择题

1～5 BADBD   6～10 DBACB   11～15 DDDBC   16～20 ACACD
21～25 BCBBC   26～30 CACAC   31～35 BBACA   36～40 DABCA
41～45 CDBCD

（二）填空题

1. μ；$\mu \pm \sigma$

2. 1；μ

3. σ；扁平

4. 0；1

5. n；π

6. $Z = \dfrac{X - \mu}{\sigma}$

7. 正态分布法；对数正态分布法；百分位数法

8. n 很大且 $n\pi$ 和 $n(1-\pi)$ 均 $\geqslant 5$

9. $\lambda \geqslant 20$

10. λ

（三）名词解释

1. 医学参考值范围（medical reference range）：医学参考值范围也称为医学正常值范围，是指绝大多数"正常人"的某指标值波动的范围。这里的"绝大多数"可以是 90%，95%，99%等。所谓"正常人"不是指健康人，而是指排除了影响所研究指标的疾病和有关因素的同质人群。

2. 正态分布曲线（normal distribution curve）：正态分布曲线是由正态分布的概率密度函数决定的一条单峰、高峰位于中央、均数处最高、两边对称下降的光滑钟形曲线。

3. 二项分布（binomial distribution）：二项分布是指重复进行 n 次实验，在每次实验中只有两种可能的结果，并且每次实验相互独立，事件发生的概率在每一次独立实验中都保持不变，则称 n 次实验中事件发生的总数服从二项分布。

4. Poisson 分布（poisson distribution）：Poisson 分布是描述单位时间或空间等罕见事件的概率分布，是二项分布的近似情况。

5. 标准正态分布（standard normal distribution）：标准正态分布是均数等于0，并且标准差等于1的正态分布。

（四）简答题

1. 答案要点：

（1）二项分布在 n 很大且 π 很小时近似为 Poisson 分布。

（2）二项分布在 n 很大且 $n\pi$ 和 $n(1-\pi)$ 均≥5 时近似为正态分布。

（3）Poisson 分布在 $\lambda \geqslant 20$ 时近似正态分布。

2. 答案要点：

（1）选择抽样人群。

（2）确定指标的类型。

（3）确定范围。

（4）选择合适的计算方法。

3. 答案要点：

（1）标准正态分布是均数等于0，并且标准差等于1的正态分布。

（2）对数正态分布原本是正偏态分布，可以通过对数变换，成为正态分布。

4. 答案要点：

（1）图形最高峰的位置。当 $(n+1)\pi$ 不为整数时，在 $(n+1)\pi$ 处达到最大值；当 $(n+1)\pi$ 为整数时，在 $(n+1)\pi$ 和 $(n+1)\pi-1$ 处达到最大值。

（2）n 和 π 对图形对称性的影响。当 n 固定时，π 越远离 0.5，二项分布对称性越差；π 越靠近 0.5，二项分布对称性越好；π 等于 0.5，二项分布对称；当 π 越远离 0.5 时，n 越小，二项分布对称性越差；n 越大，二项分布对称性越好；n 越大且 $n\pi$ 和 $n(1-\pi)$ 大于 5，二项分布近似正态分布。

5. 答案要点：

（1）图形最高峰的位置。当 λ 不为整数时，在 λ 处达到最大值。当 λ 为整数时，在 λ 和 $\lambda-1$ 处达到最大值。

（2）λ 对图形对称性的影响。当 $\lambda < 20$ 时，Poisson 分布对称性差；当 $\lambda \geqslant 20$ 时，Poisson 分布对称性好，可以近似为正态分布。

（五）计算分析题

略。

（朱　玉）

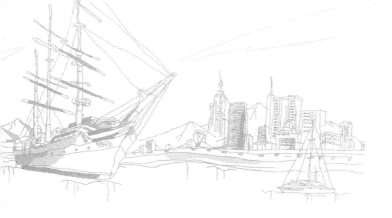

第六章　参数估计基础

一、学习目的与要求

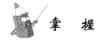
掌　握

1. 掌握均数及频率标准误的计算。
2. 掌握总体均数95%和99%的置信区间的计算及适用条件。
3. 掌握总体概率95%和99%的置信区间的计算及适用条件。

熟　悉

熟悉 t 分布的特征。

了　解

抽样分布。

学习的重点与难点

1. 学习重点:正态分布总体参数的估计。
2. 学习难点:抽样分布原理。

二、复习思考题

（一）选择题

1. 以下关于参数估计的说法正确的是（　　）。

    A. 区间估计优于点估计

    B. 样本含量越大，参数估计准确的可能性越大

    C. 样本含量越大，参数估计越精确

    D. 对于一个参数只能有一个估计值

2. 可信区间估计的可信度是指（　　）。

    A. α B. $1-\alpha$

    C. β D. $1-\beta$

3. 以下关于参数点估计的说法正确的是（　　）。

    A. CV 越小，表示用该样本估计总体均数越可靠

    B. 标准误越小，表示用该样本估计总体均数越准确

    C. 标准误越大，表示用该样本估计总体均数的可靠性越差

    D. 标准差越小，表示用该样本估计总体均数越可靠

4. 下列哪个指标越小，表示用该样本均数估计总体均数的可靠性大？（　　）

    A. 变异系数   B. 标准差

    C. 标准误   D. 极差

5. 甲、乙两人分别从随机数字表中抽得 30 个（各取两位数字）随机数字作为两个样本，分别求得两样本的均数和方差，则理论上（　　）。

    A. 两个样本的均数相等

    B. 两个样本的方差相等

    C. 做两样本均数的 t 检验，必然得出无差别的结论

    D. 由甲、乙两样本均数之差求出的总体均数 95% 可信区间，很可能包括 0

6. 某地于 1992 年随机抽取 100 名健康女性，算得其血清总蛋白含量的平均数为 74 g/L，标准差为 4 g/L，则该地健康女性血清总蛋白总体均数 95% 的可行区间为（　　）。

    A. $74\pm4\times4$ B. $74\pm1.96\times4$

C. $74 \pm 1.96 \times 4 \div 10$ D. $74 \pm 2.58 \times 4 \div 10$

7. 区间 $\overline{X} \pm 2.58 S_{\overline{x}}$ 的含义是（   ）。

    A. 99%的总体均数在此范围内   B. 样本均数的99%可信区间

    C. 99%的样本均数在此范围内   D. 总体均数的99%可信区间

8. 从一个总体中抽取样本,产生抽样误差的原因是（   ）。

    A. 总体中个体之间存在变异   B. 抽样未遵循随机化原则

    C. 被抽取的个体不同质   D. 组成样本的个体较少

9. 在其他条件不变时,置信度$(1-\alpha)$越大,则区间估计的（   ）。

    A. 区间范围越大   B. 精确度越高

    C. 置信区间越小   D. 可靠程度越低

10. 要减小抽样误差,通常的做法是（   ）。

    A. 适当增加样本例数

    B. 将个体变异控制在一个范围内

    C. 严格挑选观察对象

    D. 增加抽样次数

11. 在 σ 未知且 n 较大时,估计 μ 的 95%可信区间可用（   ）表示。

    A. $\overline{X} \pm 1.96S$ B. $\overline{X} \pm 2.58 S_{\overline{x}}$

    C. $\overline{X} \pm 2.58S$ D. $\overline{X} \pm 1.96 S_{\overline{x}}$

12. 区间估计表明的是一个（   ）。

    A. 绝对可靠的范围   B. 可能的范围

    C. 绝对不可靠的范围   D. 不可能的范围

13. 在其他条件不变的情形下,未知参数的$1-\alpha$ 置信区间（   ）。

    A. α 越大宽度越小   B. α 越大宽度越大

    C. α 越小宽度越小   D. α 与宽度没有关系

14. 总体服从正态分布,方差未知,在样本量和置信度均保持不变的情形下,根据不同的样本值得到总体均值的置信区间长度将（   ）。

    A. 增加   B. 不变

    C. 减少   D. 以上都对

15. 同一自由度下,P 值增大（   ）。

    A. t 值不变   B. t 值增大

    C. t 值减小   D. 以上均不对

16. 来自同一总体中的两个样本,以下哪种指标值小的样本均数估计总体均数更可靠?（   ）

A. $S_{\bar{x}}$ B. S

C. $\overline{X}$ D. CV

17. 要评价某市一名 8 岁男孩的体重是否偏胖或偏瘦,应选用的统计方法是（ ）。

    A. 用该市 8 岁男孩体重的 95% 或 99% 正常值范围来评价

    B. 用体重差别的假设检验来评价

    C. 用体重均数的 95% 或 99% 可信区间来评价

    D. 不能做评价

18. 下列哪个公式可用来估计 95% 的医学正常值范围?（ ）

    A. $\overline{X} \pm 1.96 S$ B. $\overline{X} \pm 1.96 S_{\bar{x}}$

    C. $\mu \pm 1.96 S_{\bar{x}}$ D. $\overline{X} \pm 2.58 S$

19. 在服从正态分布的总体中随机抽取含量为 n 的样本,理论上 95% 的总体均数在（ ）。

    A. 均数加减 1.96 倍的标准差   B. 均数加减 2.58 倍的标准差

    C. 均数加减 1.96 倍的标准误   D. 均数加减 2.58 倍的标准误

20. 若仅知道样本率,估计率的抽样误差时应用下列哪个指标表示?（ ）

    A. σ_P B. S_X

    C. S_P D. σ

21. $100(1-\alpha)\%$ 是（ ）。

    A. 置信限   B. 置信区间

    C. 置信度   D. 可靠因素

22. 参数估计的类型有（ ）。

    A. 点估计和无偏估计   B. 无偏估计和区间估计

    C. 点估计和有效估计   D. 点估计和区间估计

23. 用正态近似法进行总体率的区间估计时,应满足（ ）。

    A. n 足够大   B. p 或 $(1-p)$ 不太小

    C. np 或 $n(1-p)$ 均大于 5   D. 以上均要求

24. 现随机抽取调查某年某市区 200 名男孩出生体重,得均数为 3.29(kg),标准差为 0.438(kg)。按 95% 可信度估计该市男孩出生体重均数所在范围,宜用（ ）。

    A. $3.26 \pm z_{0.05} \times 0.438$ B. $3.29 \pm z_{0.05} \times 0.438 / \sqrt[2]{200}$

    C. $3.26 \pm t_{0.05/2,\nu} \times 0.438 / \sqrt[2]{200}$ D. $3.29 \pm t_{0.05/2,\nu} \times 0.438$

25. 表示均数的抽样误差大小的统计指标是（　　　）。

    A. 标准差   B. 方差

    C. 标准误   D. 变异系数

26. 用大量来自同一总体的独立样本对总体参数做估计时，关于 95% 可信区间（CI），说法正确的是（　　　）。

    A. 大约有 95% 样本的 95% CI 覆盖了总体参数

    B. 对于每一个 95% CI 而言，总体参数约有 95% 的可能落在其内

    C. 各个样本的 95% CI 是相同的

    D. 以上均不对

27. 大样本时，99% 的可信区间的 t 值取值为（　　　）。

    A. 1.96   B. 2.326

    C. 2.59   D. 3.84

28. 下列说法错误的是（　　　）。

    A. 标准误大，说明用样本均数代表总体均数可靠性大

    B. 标准误小，说明用样本均数代表总体均数可靠性大

    C. 标准差大，标准误也大

    D. 样本含量大，标准误则小

29. 某地采用单纯随机抽样方法抽取 10 万人，进行一年伤害死亡回顾调查，得伤害死亡人数为 60 人，估计该地 10 万人平均伤害死亡数的 95% 可信区间时应该用（　　　）。

    A. $\overline{X} \pm 1.96\sigma_{\overline{x}}$ B. $\overline{X} \pm t_{0.05/2,\nu}s_{\overline{x}}$

    C. $p \pm 1.96s_P$ D. $X \pm 1.96\sqrt{X}$

30. 表示均数抽样误差大小的统计指标是（　　　）。

    A. 标准差   B. 方差

    C. 均数标准差   D. 变异系数

31. S 表示（　　　）。

    A. 总体均数   B. 样本均数的标准差

    C. 总体均数离散程度   D. 变量 x 的离散程度

32. 标准误越大，则表示此次抽样得到的样本频率（　　　）。

    A. 系统误差大   B. 可靠程度越大

    C. 抽样误差越大   D. 可比性越差

33. 要减小抽样误差，通常的做法是（　　　）。

    A. 适当增加样本例数

B. 将个体变异控制在一个范围内

C. 严格挑选观察对象

D. 增加抽样次数

34. 对于标准差越大的意义,下列认识错误的是(　　)。

A. 观察个体之间变异越大

B. 观察个体之间变异越小

C. 样本的抽样误差可能越大

D. 样本对总体的代表性可能越差

35. $S_{\bar{x}}$ 表示(　　)。

A. 总体均数 　　　　　　　　　B. 样本均数的标准差

C. 总体均数离散程度 　　　　　D. 变量 x 的离散程度

36. 关于 t 分布的图形,下列哪一项是错误的?(　　)

A. 当 ν 趋于 ∞ 时,标准正态分布是 t 分布的特例

B. 当 ν 逐渐增大,t 分布逐渐逼近标准正态分布

C. ν 越小,则 t 分布的尾部越高

D. t 分布是一条以 ν 为中心,左右对称的曲线

37. 已知某地 25 岁正常成年男性的平均收缩压为 113.0 mmHg(1 mmHg = 0.133 kPa),从该地区中随机抽取 20 名 8 岁男孩,测得其平均收缩压为 90.0 mmHg,标准差为 9.8 mmHg。90.0 mmHg 与 113.0 mmHg 不同,原因是(　　)。

A. 样本例数太少 　　　　　　　B. 抽样误差

C. 总体均数不同 　　　　　　　D. 系统误差

38. 已知某地 25 岁正常成年男性的平均收缩压为 113.0 mmHg,从该地区中随机抽取 20 名 8 岁男孩,测得其平均收缩压为 90.0 mmHg,标准差为 9.8 mmHg。估计该地 8 岁正常男孩的平均收缩压的 95% 的置信区间为(　　)。

A. $113.0 \pm t_{0.05/2,19} \times 9.8$ 　　　B. $90.0 \pm 1.96 \times 9.8$

C. $90.0 \pm t_{0.05/2,19} \times 9.8/\sqrt{20}$ 　D. $90.0 \pm 1.96 \times 9.8/\sqrt{20}$

39. 标准差与标准误的关系是(　　)。

A. 两者相等 　　　　　　　　　B. 后者大于前者

C. 前者大于后者 　　　　　　　D. 随样本例数不同

40. 置信水平由 95% 提高到 99%,则(　　)。

A. 置信区间也能判断个体值是否正常

B. 置信区间的宽度小于医学参考值范围的宽度

C. 两者的计算都利用标准误

D. 估计的精度下降

41. 均数与标准差之间的关系是( )。

A. 标准差越小,均数代表性越大

B. 标准差越小,均数代表性越小

C. 均数越大,标准差越小

D. 均数越大,标准差越大

42. 抽样研究中,S 为定值,若逐渐增大样本含量,则样本( )。

A. 标准误减小

B. 标准误增大

C. 标准误不改变

D. 标准误的变化与样本含量无关

(二)填空题

1. 可信区间估计的优劣取决于两因素:_____、_____。

2. 总体均数可信区间估计包括_____和_____。

3. 测得某地 100 名正常成年男子的红细胞数的 $\overline{X}=500$ 万/mm³,$S=25$ 万/mm³,则该地全部正常成年男子的红细胞总体均数的点估计值为_____,95%的可信区间为_____。

4. 用正态近似法进行总体率的区间估计的条件为_____;_____。

5. 点估计的主要缺点是_____。

(三)名词解释

1. 可信区间(confidence interval)

2. 参数估计(estimation of parameter)

3. 标准误(standard error)

4. P 值(P value)

5. 均数的抽样误差(sampling error of mean)

(四)简答题

1. 均数的可信区间与参考值范围有何不同?

2. 简述总体均数估计的方法有哪些？

3. 简述标准差与标准误的区别和联系？

4. 与标准正态分布相比较，t 分布的特征是什么？

5. 简述标准误的用途？

6. 总体分布的形态和样本含量会对样本均数的抽样分布产生何种影响？

7. 用同一个样本统计量分别估计总体参数 95% 的置信区间和 99% 的置信区间，哪一个估计的精确度更高？ 为什么？

（五）计算分析题

1. 某地随机抽样调查了部分健康成人的红细胞数和血红蛋白量，结果如表 6.1 所示：

表 6.1 某地健康成年人红细胞数（10^{12}/L）、血红蛋白含量（g/L）

指 标	性 别	样本数	均 数	标准差	标准值
血红蛋白	男	360	134.5	7.1	140.2
	女	255	117.6	10.2	124.7
红细胞	男	360	4.66	0.58	4.84
	女	255	4.18	0.29	4.33

（1）说明女性的红细胞数与血红蛋白的变异程度何者为大？

（2）计算男性两项指标的抽样误差。

（3）估计该地健康成年男性、成年女性红细胞数均数的 95% 的置信区间。

2. 该药厂为了解其生产的某药物（同一批次）的有效成分含量是否符合国家规定的标准，随机抽取了该药 10 片，得其样本均数为 103.0 mg，标准差为 2.22 mg。估计该批药剂的有效成分的平均含量及其 95% 的置信区间。

3. 2003 年 4～6 月某医院重症监护病房收治重症 SARS 患者 38 人，其中死亡 12 人，求 SARS 病死率的置信区间。

4. 案例分析题

某研究者测得某地 120 名正常成人尿铅含量（mg/L）如表 6.2 所示。试根据此资料估计正常成人尿中铅的平均含量的置信区间及正常成人尿铅含量的参考值范围。

表6.2　某地120名正常成人尿铅含量(mg/L)

尿铅含量	0～	4～	8～	12～	16～	20～	24～	28～	32～	36～	合计
例数	14	22	29	18	15	10	6	3	2	1	120

　　由表6.2中的数据得到该案例的 $n = 120, S = 8.003\,1, S_{\bar{x}} = 0.730\,6$,某作者采用 $\bar{X} + Z_{\alpha}S_{\bar{x}}$ 计算得到正常成人尿中铅的平均含量为 $100(1 - \alpha)\%$ 的置信区间为 $(-\infty, 14.068\,4)$;采用公式 $\bar{X} + Z_{\alpha}S$ 计算得到正常成人尿铅含量 $100(1 - \alpha)\%$ 的参考值范围为 $(-\infty, 26.030\,6)$。请问这样计算是否合适? 为什么? 如果不合适应当怎么计算?

三、参考答案

(一) 选择题

　　1～5 ABCCD　6～10 CDAAA　11～15 DBADC　16～20 ACACC 21～25 CDCBC　26～30 DCACC　31～35 DCABB　36～40 DCCCD 41～42 AA

(二) 填空题

1. 精确度;可信度
2. 点估计;区间估计
3. 500 万/mm³;(504.9～495.100) 万/mm³
4. 样本含量(n)较大;样本含量(n)较小,但总体标准差已知
5. 没有考虑抽样误差

(三) 名词解释

1. 可信区间(confidence interval):按一定的概率或可信度(1 - α)用一个区间来估计总体参数所在的范围,该范围通常称为可信区间。

2. 参数估计(estimation of parameter):是根据从总体中抽取的样本估计总体分布中包含的未知参数的方法。

3. 标准误(standard error):样本均数的标准差,是描述均数抽样分布的离散程度及衡量均数抽样误差大小的尺度,反映的是样本均数之间的变异。

4. P 值(P value):就是当 H_0 假设成立时所得到的任意样本观察结果等于或大于现有样本观察值的概率。

5. 均数的抽样误差(sampling error of mean):由于抽样引起的样本均数与样本均数之间以及样本均数与总体均数之间的差。

(四) 简答题

1. 答案要点:

(1) 意义不同:参考值范围是指总体中包括一定数量(如 95%或 99%)个体值的估计范围。可信区间是指按一定的可信度来估计总体参数所在范围。

(2) 计算公式不同。

2. 答案要点:总体均数估计的方法:

(1) 点估计。

(2) 区间估计。

3. 答案要点:标准差与标准误的区别与联系:

(1) 概念不同:标准差表示样本个体间的变异程度,标准误表示样本均数间的变异程度。

(2) 用途不同:标准差常用于表示变量值对均数波动的大小,当资料呈正态分布时,与均数结合可估计医学参考值范围,计算变异系数等;标准误常用于表示样本统计值(样本均数、样本率)对总体参数(总体均数、总体率)的波动情况,可估计参数的可信区间,进行假设检验等。

(3) 它们与样本含量 n 的关系不同:当样本含量 n 增大时,标准差趋近于 σ,而标准误随 n 的增大而减小,趋近于 0。

(4) 联系:均是变异指标;当样本量 n 一定时,标准误与标准差呈正比。

4. 答案要点:

(1) 以 0 为中心,左右对称的单峰分布。

(2) t 分布是一簇曲线,其形态变化与 n(确切地说与自由度 ν)大小有关。自由度 ν 越小,t 分布曲线越低越扁平,尾部翘得越高;自由度 ν 越大,t 分布越高越瘦;当自由度 $\nu = \infty$ 时,t 分布曲线为标准正态分布曲线。

(3) 同一自由度,当 t 值越大时,对应的尾部概率面积(P)越小,反之亦然。

5. 答案要点:

(1) 标准误反应样本均数间的变异程度。

(2) 标准误可以用于总体参数可信区间的估计。

（3）用于假设检验。

6. 答案要点：无论原始数据的总体分布形态如何，即对于任意分布而言，在样本含量足够大时，其样本均数的分布近似于正态分布。

7. 答案要点：95%的置信区间的精度要高于99%的置信区间。因为置信度或置信水平由95%提高到99%时，置信区间由窄变宽，估计的精度下降。

（五）计算分析题

略。

（陈玉娟）

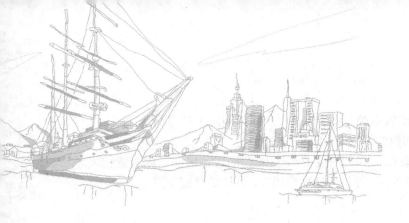

第七章　假设检验基础

一、学习目的与要求

掌　握

1. 假设检验的概念及基本思想。
2. t' 检验与 z 检验的应用条件。
3. 第 I 类错误、第 II 类错误的概念及关系。

熟　悉

1. 假设检验基本步骤及注意事项。
2. 假设检验与区间估计的区别与联系。

了　解

两样本方差齐性检验和 t' 检验。

学习的重点与难点

1. 学习重点:假设检验的基本思想。
2. 学习难点:根据不同资料类型选择合适的假设检验方法。

二、复习思考题

（一）选择题

1. 在同样地显著性水平的条件下,单侧检验较之双侧检验,可以在犯第Ⅰ类错误危险不变的情况下（　　）。

   A. 减少犯第Ⅱ类错误的风险　　　　　B. 增大犯第Ⅱ类错误的风险

   C. 犯第Ⅱ类错误的风险不变　　　　　D. 犯第Ⅱ类错误的风险不清

2. 假设检验是检验对（　　）的假设值是否成立。

   A. 总体指标　　　　　　　　　　　　B. 样本指标

   C. 样本方差　　　　　　　　　　　　D. 总体方差

3. 假设检验的基本思想可用于（　　）。

   A. 中心极限定理　　　　　　　　　　B. 小概率事件

   C. 置信区间　　　　　　　　　　　　D. 正态分布的性质

4. 第Ⅱ类错误是在（　　）的条件下。

   A. 原假设为真　　　　　　　　　　　B. 显著性水平较小

   C. 原假设为假　　　　　　　　　　　D. 显著性水平较大

5. 假设检验中,当 $P<0.05$,拒绝假设时,其依据是（　　）。

   A. 原假设本身是人为的,应该拒绝

   B. 计算结果证明原假设是错误的

   C. 原假设成立是完全荒谬的

   D. 原假设成立的可能性很小

6. 比较两种药物的疗效时,在哪种情况下可做双侧检验?（　　）

   A. 已知 A 药与 B 药均有效　　　　　B. 不知 A 药好还是 B 药好

   C. 已知 A 药不会优于 B 药　　　　　D. 已知 A 药与 B 药差不多好

7. 关于可信区间和假设检验,不正确的是（　　）。

   A. 可信区间可回答假设检验的问题

   B. 可信区间用于说明量的大小,假设检验用于推断质的不同

   C. 可信区间比假设检验可提供更多的信息

   D. 以上结论均不对

8. 统计推断中,可信度是指(　　)。

A. α

B. β

C. $1-\alpha$

D. $1-\beta$

9. 在由两样本均数的差别推断两总体均数的差别的 t 检验中,无效假设是(　　)。

A. 两样本均数差别无统计意义

B. 两总体均数差别无统计意义

C. 两样本均数相等

D. 两总体均数相等

10. 假设检验时,是否拒绝 H_0,取决于(　　)。

A. 被研究总体有无本质差别

B. 选用 α 的大小

C. 抽样误差的大小

D. 以上都是

11. 若假设检验结果为 $|t| \geqslant t_{0.05,\nu}$,则说明(　　)。

A. 差异由抽样误差所致的概率等于或小于 0.05

B. 差异由抽样误差所致的概率大于 0.05

C. 差异由抽样误差所致的概率等于或大于 0.05

D. 差异是由于本质上有所不同所致的概率等于或小于 0.05

12. 若总例数相同,则两组计量资料的 t 检验与配对计量资料的 t 检验相比较,一般为(　　)。

A. 两组计量资料的 t 检验的效率要高些

B. 配对计量资料的 t 检验的效率要高些

C. 两者效率相等

D. 两者效率相差不大

13. 在两个均数比较的 t 检验中,计算合并方差的公式为(　　)。

A. $S_c^2 = S_1^2 + S_2^2$

B. $S_c^2 = \dfrac{S_1^2}{n_1} + \dfrac{S_2^2}{n_2}$

C. $S_c^2 = \dfrac{(n_1-1)S_1^2 + (n_2-1)S_2^2}{n_1 + n_2 - 2}$

D. $S_c^2 = \dfrac{n_1 S_1^2 + n_2 S_2^2}{n_1 + n_2 - 2}$

14. 推断样本率为 16.8% 与 14.5% 所代表的总体有无差别,选用的方法是(　　)。

A. 样本均数与总体均数比较的 t 检验

B. 配对 t 检验

C. 成组 t 检验

D. 以上都不是

15. 在比较两个小样本的均数时,需改用校正 t 检验的情况是(　　)。

A. 两总体均数相等

B. 两总体均数不等

C. 两总体方差相等　　　　　　　　D. 两总体方差不等

16. 在两组资料比较的 t 检验中,结果为 $P<0.05$,差别有显著性,P 越小则（　　）。

A. 说明两样本均数差别越大

B. 说明两总体均数差别越大

C. 说明两样本均数有差别的可能性越大

D. 越有理由认为两总体均数不同

17. 样本中的每一个数据减同一个常数后,再做其 t 检验,则（　　）。

A. t 值不变

B. t 值变大

C. t 值变小

D. 无法判断 t 值是变大还是变小

18. 当 $\nu=10$,算得 $t=1.96$,(双侧)结论为（　　）。

A. $P<0.05$,拒绝 H_0　　　　　　B. $P<0.01$,拒绝 H_0

C. $P>0.05$,不拒绝 H_0　　　　　D. $P=0.05$,拒绝 H_0

19. 确定假设检验的检验水准后,对于同一资料,（　　）。

A. 单侧 t 检验显著,则双侧 t 检验必然显著

B. 双侧 t 检验显著,则单侧 t 检验必然显著

C. 单侧 t 检验不显著,但双侧 t 检验可能显著

D. 双侧 t 检验不显著,单侧 t 检验也不显著

20. 假设检验时,本应作单侧检验的问题误用了双侧检验,可导致（　　）。

A. 增大了第 I 类错误　　　　　　B. 增大了第 II 类错误

C. 减小了可信度　　　　　　　　D. 增大了把握度

21. 假设检验中 P 与 α 的关系是（　　）。

A. P 越大,α 越大　　　　　　B. P 越小,α 越大

C. 二者均可事先确定　　　　　　D. P 值的大小与 α 无关

22. 当 n 一定时,配对 t 检验和成组 t 检验相比（　　）。

A. 更不易获差别有显著性的结论

B. 更不易发觉两总体均数间存在的差别

C. 检验效率更高

D. 不论在什么条件下都不能有同样的检验效率

23. 配对设计的目的为了（　　）。

A. 提高测量精度　　　　　　　　B. 操作方便

C. 可以使用 t 检验　　　　　　　　　　　D. 提高组间可比性

24. 统计推断的内容（　　　）。

  A. 是用样本指标估计相应的总体指标　　B. 是检验统计上的"假设"

  C. A、B 均不是　　　　　　　　　　　D. A、B 均是

25. 两次 t 检验都是对两个不同样本均数的差别进行假设检验，一次 $P<0.01$，一次 $0.01<P<0.05$，说明（　　　）。

  A. 前者两样本均数差别大，后者两样本均数差别小

  B. 前者两样本均数差别小，后者两样本均数差别大

  C. 前者两总体均数有差别的可能性大于后者

  D. 前者两样本均数有差别的可能性大于后者

26. 当 $P=0.052$，结论为（　　　）。

  A. 差别有显著性意义

  B. 差别有极显著性意义

  C. 差别一定无显著性意义

  D. 差别无显著性意义，但接近临界水平，可做重复实验

27. t 检验中，$P<0.05$，意义为（　　　）。

  A. H_1 成立的可能性大于 0.05

  B. 两样本均数相同的可能性小于 0.05

  C. H_1 成立的可能性小于 0.05

  D. 如果两总体均数相同，出现一样大或更大 $|t|$ 的可能性小于 0.05

28. 某假设检验，检验水准为 α，经计算 $P>\alpha$，认为 H_0 成立，此时若推断有误，其错误的概率为（　　　）。

  A. α　　　　　　　　　　　　　　　B. $1-\alpha$

  C. β，$\beta=1-\alpha$　　　　　　　　　D. β，β 未知

29. 配对 t 检验中，用药前数据减去用药后数据和用药后数据减去用药前数据所做的两次 t 检验，（　　　）。

  A. t 值符号相反，结论相反

  B. t 值符号相同，结论相同

  C. t 值符号相反，但结论相同

  D. t 值符号相同，但大小不同，结论相反

30. 关于假设检验，下列说法正确的是（　　　）。

  A. 单侧检验优于双侧检验

  B. 采用配对 t 检验还是成组 t 检验是由实验设计方法决定的

C. 检验结果若 $P>0.05$,则接受 H_0 犯错误的可能性很小

D. 用 z 检验进行两样本总体均数比较时,要求方差齐性

31. 要比较的两组数值型资料呈明显偏态分布,n_1,n_2 均小于 30 且经统计检验 $\sigma_1^2 \neq \sigma_2^2$,此时宜采用(　　)。

A. t 检验

B. z 检验

C. t' 检验

D. 以上都不对

32. 两样本均数比较时,分别取以下检验水准,所对应的第 Ⅱ 类错误最小的是(　　)。

A. $\alpha = 0.01$

B. $\alpha = 0.05$

C. $\alpha = 0.10$

D. $\alpha = 0.25$

33. 当两总体确有差异,按规定的检验水准 α 所能发现该差异能力的是(　　)。

A. α

B. β

C. $1 - \alpha$

D. $1 - \beta$

34. 设 α 为第 Ⅰ 型错误的概率,β 为第 Ⅱ 型错误的概率,当两总体均数确定且抽取的样本含量不变时,则(　　)。

A. α 增大,β 减小

B. α 增大,β 增大

C. α 减小,β 减小

D. α 的改变不影响 β 的大小

35. 在两个样本均数的假设检验中,若要同时减小第 Ⅰ 类错误和第 Ⅱ 类错误,则必须(　　)。

A. 增加样本含量

B. 减小容许误差

C. 减小总体标准差

D. A 和 C

(二) 填空题

1. 对总体所作的假设进行统计推断,做出拒绝或接受假设的结论的方法,称_____。

2. 统计推断理论中最重要的定理是_____。

3. 样本均数比较,经 t 检验差别有显著性时,P 越小,表明_____。

4. t 检验的应用条件是_____、_____、_____;z 检验的应用条件是_____。

5. 统计推断包括_____和_____两方面。

6. 假设检验过程中,在原假设成立的前提下,拒绝原假设所犯的错误称为_____,其概率用_____表示。

7. 在假设检验中,同时减少第 I 类错误和第 II 类错误的唯一方法是_____。

8. 假设检验的步骤包括_____、_____、_____。

9. 假设置信水平为$(1-\alpha)$的 P 值拒绝原假设应满足的条件是_____。

10. 若变量服从正态分布且总体方差已知,则检验样本均值是否和总体均值相等用_____分布。

(三)名词解释

1. 假设检验(hypothesis testing)　　2. 统计推断(statistical inference)

3. 第 I 类错误(type I error)　　4. 第 II 类错误(type II error)

5. 检验效能(power of test)

(四)简答题

1. 应用假设检验的注意事项是什么?

2. 假设检验的基本步骤包括哪些?

3. 假设检验和区间估计有何联系?

(五)计算分析题

1. 已知北方农村儿童囟门闭合月龄是 14.1 月,某医师从东北某县抽查 36 名儿童,得到囟门闭合平均月龄为 14.3 月,标准差为 5.08 月,问:该县儿童囟门闭合月龄的均数是否大于一般儿童?

2. 将 20 名某病患者随机分为两组,分别用甲、乙两药治疗,测得治疗前及治疗后一个月的血沉(mm/h)如表 7.1 所示,问:

(1) 甲、乙两药是否均有效?

(2) 甲、乙两药的疗效有无差别?

表 7.1　甲、乙两药治疗前后的血沉情况(mm/h)

甲药	病人号	1	2	3	4	5	6	7	8	9	10
	治疗前	10	13	6	11	10	7	8	8	5	9
	治疗后	6	9	3	10	10	4	2	5	3	3
乙药	病人号	1	2	3	4	5	6	7	8	9	10
	治疗前	9	10	9	13	8	6	10	11	10	10
	治疗后	6	3	5	3	3	5	8	2	7	4

3. 某地抽样调查了部分成人的红细胞数和血红蛋白量,结果如表7.2所示。

表7.2 健康成人的红细胞和血红蛋白测得值

	性 别	例 数	均 数	标准差	标准值
红细胞数($\times 10^{12}/L$)	男	360	4.66	0.58	4.84
	女	255	4.18	0.29	4.33
血红蛋白(g/L)	男	360	134.5	7.1	140.2
	女	255	117.6	10.2	124.7

(1) 说明女性的红细胞数与血红蛋白量的变异程度何者为大?
(2) 分别计算男、女两项指标的抽样误差。
(3) 试估计该地健康成年男、女红细胞数的均数。
(4) 该地健康成年男、女间血红蛋白含量有无差别?
(5) 男、女两项指标是否不同于标准值?

4. 某医生随机抽取本院住院慢性阻塞性肺病(COPD)患者11例,以正常人与11例对照,应用脉搏波速度测量仪测得颈动脉-股动脉的脉搏波速度(C-FPWV)(m/s),结果如表7.3所示。问COPD患者与正常人的颈动脉-股动脉的脉搏波速度是否相同?

表7.3 两组患者颈动脉-股动脉的脉搏波速度测定结果

分 组	颈动脉-股动脉的脉搏波速度(m/s)
COPD 患者	9.90　11.41　6.48　10.60　5.89　12.10　11.97　8.43　10.37　9.20　12.78
正常人	10.98　12.79　13.84　13.16　10.79　13.64　9.64　12.57　9.71　13.02　10.82

三、参 考 答 案

(一) 选择题

1~5 AABCD　6~10 BDCDD　11~15 ABCDD　16~20 DDCBB
21~25 DCDCC　26~30 DDDCB　31~35 DDDAA

（二）填空题

1. 假设检验法

2. 中心极限定理

3. 越有理由拒绝 H_0，认为两总体不等

4. 样本来自正态总体；例数较小且总体标准差未知；两样本，方差齐；两样本例数均大于 50

5. 统计描述；统计推断

6. 第Ⅰ类错误；α

7. 增大样本含量

8. 建立假设，确定检验水准；计算检验统计量；确定 P 值，做出推论

9. $P < \alpha$

10. z

（三）名词解释

1. 假设检验（hypothesis testing）：应用逻辑推理的方法，先对总体的特征建立一个假设，然后通过抽样研究来判断此假设应该被拒绝还是不拒绝。

2. 统计推断（statistical inference）：在一定的置信度下由样本信息推断总体的特征，包括参数估计和假设检验。

3. 第Ⅰ类错误（type Ⅰ error）：拒绝了原本正确的 H_0。

4. 第Ⅱ类错误（type Ⅱ error）：不拒绝原本不正确的 H_0。

5. 检验效能（power of test）：当所研究的总体与 H_0 确有差别时，按检验水准 α 能够发现（拒绝 H_0）的概率，即 $1 - \beta$。

（四）简答题

1. 答案要点：应用假设检验时需注意：

（1）要有严密的抽样研究设计，注意样本的代表型和组间均衡可比性。

（2）选用的假设检验方法应符合其应用条件。

（3）实际差别大小与统计学意义的区别。

（4）正确理解 P 值的含义。

（5）结论不能绝对化。

2. 答案要点：假设检验的基本步骤包括：建立假设，确定检验水准；选定检验方法和计算检验统计量；确定 P 值和做出推论。

3. 答案要点:假设检验和区间估计两种统计推断方法之间的关系是:

(1) 置信区间具有假设检验的主要功能。

(2) 置信区间可提供假设检验没有提供的信息,置信区间不仅可回答差别有无统计学意义,还可提示差别有无实际意义。

(3) 假设检验可报告确切的 P 值,置信区间则不能。在不拒绝 H_0 时可以对检验的功效做出估计。

置信区间与假设检验既能提供相互等价的信息,又有各自不同的功能。一般在报告假设检验结论的同时,也报告相应区间估计的结果。

(五) 计算分析题

略。

(金岳龙)

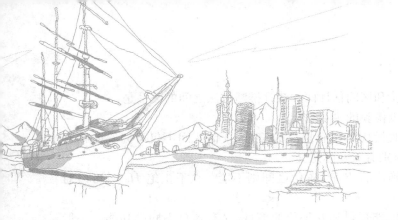

第八章 方差分析基础

一、学习目的与要求

 掌 握

1. 方差分析的基本思想。
2. 方差分析的应用条件。
3. 方差分析的步骤。

 熟 悉

1. 单因素方差分析变异的分解、随机区组设计方差分析变异的分解。
2. 多个样本均数间的多重比较方法：LSD-t 检验法；Dunnett-t 检验法；SNK-q 检验法。

 了 解

两因素析因设计方差分析、重复测量设计资料的方差分析。

 学习的重点与难点

1. 学习重点：方差分析的基本思想。
2. 学习难点：根据不同设计类型选择合适的方差分析方法。

二、复习思考题

（一）选择题

1. 方差分析的基本思想为（　　）。
    A. 组间均方大于组内均方
    B. 误差均方必然小于组间均方
    C. 组间方差显著大于组内方差时，该因素对所考察指标的影响显著
    D. 总离均差平方和及其自由度按设计可以分解成几种不同的来源

2. 完全随机设计资料方差分析的变异分解为（　　）。
    A. $SS_总 = SS_{组间} + SS_{组内}$ 　　　　 B. $MS_总 = MS_{组间} + MS_{组内}$
    C. $SS_{组间} > SS_{组内}$ 　　　　　　　　　 D. $MS_{组间} < MS_{组内}$

3. 在 K 组每组 n 例的单因素方差分析中，组间变异的离均差平方和为（　　）。
    A. $SS_{组间} = \sum_{i=1}^{k}(\overline{X}_i - \overline{X})^2$ 　　　　 B. $SS_{组间} = \sum_{i=1}^{k}K(\overline{X}_i - \overline{X})^2$
    C. $SS_{组间} = \sum_{i=1}^{k}n_i(\overline{X}_i - \overline{X})^2$ 　　　　 D. $SS_{组间} = \sum_{i=1}^{k}\dfrac{(\overline{X}_i - \overline{X})^2}{K}$

4. 对成对的两组资料做均数差别的假设检验时，采用的方法是（　　）。
    A. 只能用随机区组 F 检验 　　　 B. 只能用配对 t 检验
    C. 用随机区组 F 检验或配对 t 检验都可 D. 只能用成组 t 检验

5. 对同一资料，当处理组数 $k = 2$ 时 ANOVA 的结果与 t 检验的结果是（　　）。
    A. ANOVA 的结果更可靠 　　　 B. t 检验的结果更可靠
    C. 理论上不同 　　　　　　　　 D. 完全等价且 $t^2 = F$

6. 在单因素方差分析中（　　）。
    A. 只要求资料是计量的
    B. 只要求资料呈正态分布
    C. 要求资料正态，且方差齐性
    D. 要求资料是计量的，且呈正态分布

7. 单因素方差分析的无效假设是（　　）。
    A. 各对比组样本均数相等

B. 各对比组总体均数相等

C. 至少有两个对比组总体均数相等

D. 各对比组总体均数差别无显著性

8. 某研究者在 5 种不同的温度下分别独立地重复了 10 次试验,共测得某定量指标的 50 个数据,根据资料的条件,可用单因素方差分析处理此资料,组间误差的自由度是( )。

A. 49　　　　　　　　　　　　　B. 45

C. 36　　　　　　　　　　　　　D. 4

9. 在相同自由度(ν_1, ν_2)及 α 水准时,方差分析的界值比方差齐性检验的界值( )。

A. 大　　　　　　　　　　　　　B. 小

C. 相等　　　　　　　　　　　　D. 不一定

10. 在单因素方差分析中若处理因素无作用,理论上应有( )。

A. $F=0$　　　　　　　　　　　　B. $F=1$

C. $F<1.96$　　　　　　　　　　　D. $F<F_{0.05(n'_1, n'_2)}$

11. 经 ANOVA,若 $P \leqslant \alpha$,则结论是( )。

A. 各样本均数全相等　　　　　　B. 各样本均数不全相等

C. 至少两个样本均数不等　　　　D. 至少有两个总体均数不等

12. 在多组均数的两两相较中,若不用 q 检验而用 t 检验,则( )。

A. 结果更合理

B. 结果会一样

C. 会把一些无差别的总体判断为有差别

D. 会把一些有差别的总体判断为无差别

13. 对 k 个处理组,b 个随机区组资料的方差分析,其误差的自由度为( )。

A. $kb-k-b$　　　　　　　　　　B. $kb-k-b-1$

C. $kb-k-b-2$　　　　　　　　　D. $kb-k-b+1$

14. 重复测量设计资料数据的主要特点是( )。

A. 比较直观　　　　　　　　　　B. 分析条件严格

C. 数据可能不独立　　　　　　　D. 具有一定的趋势

15. 析因设计资料方差分析的变异分解为( )。

A. $SS_T = SS_B + SS_W$　　　　　　B. $MS_T = MS_B + MS_W$

C. $SS_T = SS_B + SS_A + SS_{AB}$　　　D. $SS_T = SS_B + SS_A + SS_{AB} + SS_E$

16. 64 只大鼠被随机地均分到 4 种不同的饲料组中,饲养一段时间后,观测每只大鼠的肝重比值(即肝重/体重),希望评价 4 种饲料对肝重比值的影响大小。如果资料满足正态的前提条件,正确的统计方法应当是:(　　)。

A. 进行 6 次 t 检验

B. 进行 6 次 z 检验

C. 先做方差分析,后做 t 检验

D. 先做方差分析,后做 SNK-q 检验

17. 完全随机设计的 5 个均数,一个对照组分别和 4 个试验进行比较,可以选择的检验方法是(　　)。

A. z 检验　　　　　　　　　　B. t 检验

C. Dunnett-t 检验　　　　　　D. SNK-q 检验

(18~19)题共用题干:现有 A、B 两种降低转氨酶的药物,为了考察它们对甲型肝炎和乙型肝炎降低转氨酶的效果是否有差别,收集甲型肝炎病人 10 例;5 例用 A 药,5 例用 B 药;收集乙型肝炎病人 10 例,5 例用 A 药,5 例用 B 药。观察指标为用药两周后转氨酶的降低值。

18. 该资料的设计方法是(　　)。

A. 配对设计　　　　　　　　　B. 完全随机设计

C. 随机区组设计　　　　　　　D. 析因设计

19. 该资料分析 A、B 两种药物降低转氨酶的差别以及对甲型肝炎和乙型肝炎疗效的差别应选用的分析方法是(　　)。

A. 正态性检验　　　　　　　　B. 方差的齐性检验

C. t 检验　　　　　　　　　　D. 方差分析

(二) 填空题

1. 方差分析的应用条件是＿＿＿＿、＿＿＿＿和＿＿＿＿。

2. 单因素方差分析的基本思想把总变异分解为两种不同的变异,即＿＿＿＿和＿＿＿＿。

3. 多组样本均数的两两比较最常用的统计方法是＿＿＿＿。

4. 在单因素方差分析中,其各自由度之间的关系是＿＿＿＿。

5. 在单因素方差分析中,计算 F 统计量的分子是＿＿＿＿方差,分母是＿＿＿＿方差。

6. 在单因素方差分析中,分子的自由度是＿＿＿＿,分母的自由度是＿＿＿＿。

7. 随机区组设计方差分析的总变异可以分为＿＿＿＿,＿＿＿＿和

_____。

8. 析因设计方差分析可以分析各个实验因素的_____,_____和_____。

9. 当两组均数的比较同时采用 F 检验和 t 检验时,其检验统计量关系为_____。

（三）名词解释

1. 方差分析（analysis of variance，ANOVA）
2. 重复测量资料（repeated measurement data）

（四）简答题

1. 方差分析的基本思想和应用条件是什么？
2. 简述多组样本均数两两比较的方法及适用范围。

（五）计算分析题

1. 某湖水不同季节氯化物含量测定值如表 8.1 所示,问不同季节湖水的氯化物含量有无差别?

表 8.1　某湖水不同季节氯化物含量(mg/L)

春	夏	秋	冬
22.6	19.1	18.9	19.0
22.8	22.8	13.6	16.9
21.0	24.5	17.2	17.6
16.9	18.0	15.1	14.8
20.0	15.2	16.6	13.1
21.9	18.4	14.2	16.9
21.5	20.1	16.7	16.2
21.2	21.2	19.6	14.8

2. 试就表 8.2 所示数据,说明大白鼠感染脊髓灰质炎病毒后,再做伤寒或百日咳预防接种是否会影响生存日数?

表 8.2　各组大鼠接种后生存日数(天)

伤　寒	百日咳	对　照
5	6	8
7	6	9
8	7	10
9	8	10
10	9	11
10	9	12
11	10	12
11	10	14
12	11	16

3. 为研究酵解作用对血糖浓度的影响,从 8 名健康人中抽取血液并制备了血滤液。将每名受试者的血滤液又分成 4 份,再随机地把 4 份血滤液分别放置 0,45,90,135 min,然后测定其中的血糖浓度(mmol/L)。结果如表 8.3 所示,试比较放置 0 min 与其他 3 个放置时间的血糖浓度间是否存在差别?

表 8.3　放置不同时间血滤液所含血糖浓度(mmol/L)

受试者编号	放置时间(min)				小　计
	0	45	90	135	
1	5.27	5.27	4.49	4.61	19.64
2	5.27	5.22	4.88	4.66	20.03
3	5.88	5.83	5.38	5.00	22.09
4	5.44	5.38	5.27	5.00	21.09
5	5.66	5.44	5.38	4.88	21.36
6	6.22	6.22	5.61	5.22	23.27
7	5.83	5.72	5.38	4.88	21.81
8	5.27	5.11	5.00	4.44	19.82

三、参考答案

(一) 单选题

1~5 DACCD 6~10 CBDBB 11~15 DCACD 16~19 DCDD

(二) 填空题

1. 样本来自正态分布总体;各总体方差齐;相互独立的随机样本
2. 组间变异;组内变异
3. SNK-q 检验
4. $\nu_{总} = \nu_{组间} + \nu_{组内}$
5. 组间;组内
6. 组间自由度;组内自由度
7. 组间变异;组内变异;误差变异
8. 单独效应;主效应;交互效应
9. $t^2 = F$

(三) 名词解释

1. 方差分析(analysis of variance,ANOVA):是通过对数据变异的分解来判断不同样本所代表的总体均值是否相同,用于比较两个或两个以上均数的差别。

2. 重复测量资料(repeated measurement data):是同一受试对象的同一观察指标在不同时间点上进行多次测量所得的资料,常用来分析观察指标在不同时间点上的变化。

(四) 简答题

1. 答案要点:方差分析的基本思想是把全部数据的总变异分解成若干部分,其总自由度也做相应分解。一部分表示各组均数间的变异情况,另一部分表示误差。其应用条件是:① 各样本须是相互独立的随机样本;② 各样本来自正态分布总体;③ 各总体方差相等,即方差齐。

2. 答案要点:探索性研究可采用 SNK 法、Bonferroni 法;多个处理组与对照组的比较,某一对或几对在专业上有特殊意义的均数间的比较等,采用 Dunnett-t 检验、LSD-t 检验。

(五) 计算分析题

略。

(陈佰锋)

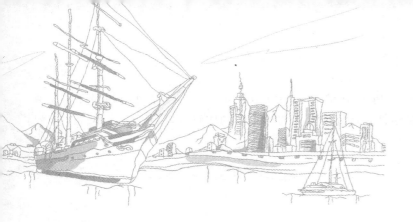

第九章 χ^2 检验

一、学习目的与要求

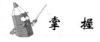

掌 握

1. χ^2 检验的基本思想。
2. 独立样本 2×2 列联表资料的 χ^2 检验及应用条件。
3. 独立样本 $R \times C$ 列联表资料的 χ^2 检验及注意事项。
4. 配对 2×2 列联表资料的 χ^2 检验及应用条件。

熟 悉

1. 配对资料的 χ^2 检验。
2. 四格表资料的 Fisher 确切概率法。

了 解

1. 连续型随机变量的 χ^2 分布。
2. 单个样本分布的适合度检验。

学习的重点与难点

1. 学习重点:χ^2 检验的基本思想及其及应用条件。
2. 学习难点:四格表资料的 Fisher 确切概率法。

二、复习思考题

(一) 选择题

1. 下列不能用 χ^2 检验的是(   )。
   A. 多个均数比较
   B. 多个率比较
   C. 多个构成比比较
   D. 单样本分布的适合度检验

2. 两样本率与总体率差别的假设检验的目的是(   )。
   A. 推断两个样本率有无差别
   B. 推断两个总体率有无差别
   C. 推断两个总体率的差别有无显著性
   D. 推断两个样本率和两个总体率有无差别

3. 假设对两个率差别的假设检验分别用 z 检验和 χ^2 检验,则算得的 z 值和 χ^2 值的关系有(   )。
   A. z 检验比 χ^2 检验准确
   B. χ^2 检验比 z 检验准确
   C. $z = \chi^2$
   D. $z = \sqrt{\chi^2}$

4. $R \times C$ 列联表 χ^2 检验的自由度为(   )。
   A. $R - 1$
   B. $C - 1$
   C. $R + C - 1$
   D. $(R-1)(C-1)$

5. 在 $R \times C$ 表的 χ^2 检验中,设 n_R、n_C 和 n 分别表示行合计、列合计和总合计,则计算每格理论数 T_{RC} 的公式为(   )。
   A. $T_{RC} = \dfrac{n_R + n_C}{2}$
   B. $T_{RC} = \dfrac{n_R + n_C}{n}$
   C. $T_{RC} = \dfrac{n_R \times n_C}{n}$
   D. $T_{RC} = \dfrac{n_R + n_C}{n_C}$

6. 四表格资料用基本公式或专用公式求 χ^2 值的条件是( )。

    A. $A_{RC} \geqslant 5$ (A_{RC} 为每格实际数)   B. $T_{RC} \geqslant 5$ (T_{RC} 为每格理论数)

    C. $A_{RC} \geqslant 5$ 和 $T_{RC} \geqslant 5$ D. $T_{RC} \geqslant 5$ 和 $n \geqslant 40$

7. χ^2 值的取值范围是( )。

    A. $-\infty < \chi^2 < \infty$ B. $-\infty < \chi^2 < 0$

    C. $0 < \chi^2 < \infty$ D. $-1 < \chi^2 < 1$

8. 当自由度不变时,关于 χ^2 值与 P 值的关系,下列正确的是( )。

    A. χ^2 值越大,P 值越大

    B. χ^2 值越大,P 值越小

    C. χ^2 值变化时,P 值不变

    D. χ^2 值变化时,P 值变大或变小

9. 在行×列表 χ^2 检验时,对理论频数太小的处理方法可选用( )。

    A. 增加样本含量以增大理论频数

    B. 删去理论数太小的行和列

    C. 将大小理论数所在行或列与性质相同的邻行邻列中的实际合并

    D. 以上都对

10. 四格表的自由度( )。

    A. 不一定等于1   B. 一定等于1

    C. 等于行数×列数   D. 等于样本含量减1

11. 四格表资料,须采用确切概率法的条件是( )。

    A. $n > 40$ 且 $T < 5$ B. $n < 40$ 且 $T < 1$

    C. $n < 40$ 或 $T < 1$ D. $T < 5$

12. 配对四格表中,为比较两样本率的差别,下列说法正确的是( )。

    A. 无效假设为 $\pi_1 = \pi_2$

    B. $\chi^2 = \dfrac{(ad-bc)^2 n}{(a+b)(c+d)(a+c)(b+d)}$,$\nu = 1$

    C. 当 $n < 40$ 时,需做连续性校正

    D. 以上都不对

13. 原本是配对四格表 χ^2 检验的资料,误作一般四格表 χ^2 检验,则( )。

    A. 会降低检验效率

    B. 会提高检验效率

    C. 两者效率相等

    D. 降低检验效率和提高检验效率都可能

14. 关于 $R \times C$ 表的叙述错误的是（　　）。

    A. 可用于多个样本率的比较　　　　　B. 可用于构成比的比较

    C. 可用于计数资料的关联性分析　　　D. $\nu = (R-1)(C-1)$

15. 行×列表的 χ^2 检验应注意（　　）。

    A. 任一格理论数小于5,则要用校正公式

    B. 任一格理论数小于5,则要将相应组合并

    C. 若1/5以上格子理论数小于5,则要用校正公式

    D. 若1/5以上格子理论数小于5,则要考虑合理并组

16. 两组计数配对资料比较,当 $(b+c) < 40$ 时,宜用（　　）公式计算检验统计量来判断两组差异的来源。

    A. $(b-c)^2/(b+c)$　　　　　　　　B. $\sum(|A-T|-1)^2/T$

    C. $\sum(|A-T|-1)/T$　　　　　　　D. $(|b-c|-1)^2/(b+c)$

17. 两组计数非配对资料比较,每组分阳性和阴性两部分,当 $n > 40$,有一个理论数 $1 < T < 5$,计算检验统计量的公式是（　　）。

    A. $(b-c)^2/(b+c)$　　　　　　　　B. $\sum(|A-T|-0.5)^2/T$

    C. $\sum(|A-T|-1)^2/T$　　　　　　D. $(|b-c|-1)^2/(b+c)$

18. χ^2 的连续性校正使得校正前的 χ^2 与校正后的 χ^2 关系为（　　）。

    A. 校正前的 χ^2 大于校正后的 χ^2

    B. χ^2 校正前的 χ^2 等于校正后的 $\chi^2 + 0.5$

    C. 校正前的 χ^2 等于校正后的 χ^2

    D. 校正前 χ^2 小于校正后的 χ^2

19. 四格表资料 χ^2 检验中,若 $n > 40$,且 $1 < T < 5$ 时,未采用校正公式会使（　　）。

    A. χ^2 值增大,p 值减小　　　　　B. χ^2 值减小,p 值减小

    C. χ^2 值增大,p 值增大　　　　　D. χ^2 值减小,p 值增大

20. 某医师用注射疗法治疗椎间盘突出,治疗 26 人 12 人治愈,用手术方法治疗 25 人 18 人治愈,若进行 χ^2 检验宜用（　　）。

    A. $\sum(A-T)^2/T$　　　　　　　　B. $\sum(|A-T|-1)^2/T$

    C. $\sum(|A-T|-0.5)^2/T$　　　　　D. $\sum(|A-T|-1)^2/T$

    E. $\sum(A-T)/T$

21. 某医师用电针灸加中药治疗抑郁症病人,治疗 18 人 15 人治愈,用西药治

疗 23 人,21 人治愈,若比较两组的治疗效果宜用(   )。

A. $\sum (A-T)^2/T$

B. $\sum (|A-T|-1)^2/T$

C. $\sum (|A-T|-0.5)^2/T$

D. $(|A-T|-1)^2/T$

22. 已知男性的钩虫感染率高于女性,今欲比较甲、乙两乡居民的钩虫感染率,但甲乡人口中女性多于男性,而乙乡人口中男性多于女性,适当的比较方法是(   )。

A. 分性别进行比较

B. 两个率比较的 χ^2 检验

C. 不具可比性,不能比较

D. 对性别进行标准化后再比较

23. 从甲、乙两文中查到同类研究的两个率比较的四格表资料,其 χ^2 检验,甲文 $\chi^2 > \chi^2_{0.01,1}$,乙文 $\chi^2 > \chi^2_{0.05,1}$,由此可认为(   )。

A. 两文结果有矛盾

B. 两文结果基本一致

C. 甲文结果更为可信

D. 甲文说明总体的差别较大

24. 四个样本率做比较, $\chi^2 > \chi^2_{0.01,3}$,则可认为(   )。

A. 各总体率不同或不全相同

B. 各总体率均不相同

C. 各样本率不相同

D. 各样本率不同或不全相同

25. 四格表的周边合计不变时,如果实际频数有变化,则理论频数(   )。

A. 增大

B. 减小

C. 不变

D. 不确定

26. 一般四格表的检验中无效假设为(   )。

A. $\pi_1 = \pi_2$

B. $P_1 = P_2$

C. 两总体 $B = C$

D. $\mu_1 - \mu_2$

27. 配对四格表的检验中无效假设为(   )。

A. $\pi_1 = \pi_2$

B. $P_1 = P_2$

C. 两总体 $B = C$

D. $\mu_1 - \mu_2$

28. 下列哪项不适合用 χ^2 检验?(   )

A. 两样本均数的比较

B. 两样本率的比较

C. 多个样本构成比的比较

D. 适合度检验

29. 在四格表检验中,若 χ^2 值为 6.86,则(   )。

A. $P > 0.05$

B. $P < 0.05$

C. $P = 0.01$

D. $P > 0.10$

30. 两组或几组有序分类变量资料的比较适用(   )。

A. t 检验

B. z 检验

C. F 检验

D. 以上均不对

（二）填空题

1. $R×C$ 表 $χ^2$ 检验若有 $T<1$,可以通过_____、_____、_____来解决。
2. 四格表若有理论数小于 1 或 $n<40$ 宜用_____法。
3. 四格表 $χ^2$ 值校正检验条件为_____。
4. 配对设计的四格表 $χ^2$ 值校正检验条件为_____。
5. 四格表的自由度计算公式为_____;理论频数的计算公式为_____。
6. Fisher 确切概率法的应用条件_____、_____、_____。

（三）名词解释

1. 卡方分布（Chi-square distribution）。
2. 实际频数（actual frequency）。
3. 理论频数（theoretical frequency）。
4. 拟合优度（goodness of fit）。

（四）简答题

1. 简述 $χ^2$ 检验的用途。
2. 简述 $χ^2$ 检验的基本思想。
3. 简述独立四表格与配对四格表资料的校正条件。
4. $R×C$ 表 $χ^2$ 检验的注意事项。
5. 简述 Fisher 确切概率法的基本思想。
6. 拟合优度 $χ^2$ 检验的注意事项。

（五）计算题

1. 某医师用甲、乙两种药治疗某病,结果如表 9.1 所示,问甲、乙两种药疗效有无差别?

表 9.1　甲、乙两种药疗效比较

药　物	例　数	治愈数	治愈率（%）
甲	40	29	72.5
乙	73	69	94.5

2. 用两种方法检查已确诊的乳腺癌患者 120 名。甲方法的检出率为 60%,乙

方法的检出率为50%,甲、乙两种方法一致的阳性检出率为35%,问两种方法的检出率有无差异?(请列出表格并做出推断)

3. 某医师用甲、乙两种疗法治疗小儿单纯消化不良,治疗结果如表9.2所示,问两种疗法的治愈率是否相同?

表9.2 甲、乙两种疗法的治愈率比较

疗 法	痊愈数	未痊愈数	合 计	治愈率(%)
甲	26	7	33	78.79
乙	36	2	38	94.74
合 计	62	9	71	87.32

4. 某医院对800例病人用两种方法(皮内注射与快速试验法)做青霉素过敏试验,结果如下:两种方法均呈阳性者60例,两种方法均呈阴性者720例;皮内注射法呈阳性,快速试验法呈阴性者6例;皮内注射法呈阴性,快速试验法呈阳性者14例。试问两种方法试验结果的差异有无显著意义?(请列出表格并做出推断)

5. 某卫生防疫站在中小学观察三种矫治近视眼措施的效果,近期疗效数据如表9.3所示,结论为"近期疗效以某品牌眼药水最好,眼保健操为次,新医疗法最差"。试对此做分析评价。

表9.3 三种矫治近视眼措施的近期疗效有效率比较

矫治方法	有 效	无 效	合 计	有效率(%)
某品牌眼药水	51	84	135	37.78
新医疗法	6	26	32	18.75
眼保健操	5	13	18	27.78
合 计	62	123	185	33.51

6. 配对比较甲、乙两种方法治疗胃溃疡的疗效,疗效结果记录见表9.4,问两种方法的概率分布有无差异?

表9.4 甲、乙两种方法治疗胃溃疡的疗效

甲 法	乙 法			合 计
	好	中	差	
好	38	3	2	43
中	3	22	8	33
差	3	4	17	24
合 计	44	29	27	100

7. 某种化学物质经诱发肿瘤实验,实验组 15 只白鼠中有 4 只发生癌变,对照组 10 只白鼠无一发生癌变(表 9.5)。问两组发癌率有无差别?

表 9.5　某药物肿瘤治疗试验

	癌变数	未癌变数	合　计
实验组	4	11	15
对照组	0	10	10
合　计	4	21	25

8. 某医生随机抽取了某地 150 名 15 岁儿童的 IQ 得分,统计结果如表 9.6 所示,请检验其是否服从正态分布。

表 9.6　某地 150 名 15 岁儿童的 IQ 得分

125.9	99.3	133.4	100.0	131.9	98.2	137.1	97.4	135.9	105.9
143.8	116.7	151.1	104.9	75.3	95.0	78.6	97.7	76.3	114.9
66.1	111.8	69.9	103.2	73.0	99.8	74.1	103.2	73.4	109.1
118.5	112.3	119	114.1	121.9	111.4	123.7	109.5	127.8	109.3
84.0	113.2	81.2	107.8	83.3	108.5	83.9	115.7	82.7	113.2
83.9	112.8	84.5	113.4	79.9	108.6	78.9	120.1	84.8	109.8
77.6	113.2	76.9	108.4	85.0	105.9	89.6	115.7	92.6	105.5
90.9	110.8	87.6	113.7	88.6	109.3	93.6	108.2	93.8	106.8
86.6	118.6	93.6	113.9	89.1	113.2	87.6	113.1	89.9	119.7
85.5	122.5	88.2	112.5	93.6	113.1	90.1	114.1	93.4	95.9
92.6	92.3	86.6	121.7	94.6	115.9	87.3	99.8	89.2	107.7
93.7	95.8	87.6	123.6	93.3	124.7	89.6	101.4	94.6	109.2
102.0	104.1	88.6	108.0	86.9	109.6	103.2	104.1	95.2	98.9
98.0	57.5	99.5	103.9	98.6	99.1	98.8	99.0	101.8	103.0
99.4	104.1	104.2	95.0	104.3	101.4	96.8	102.3	97.0	103.5

三、参 考 答 案

（一）选择题

1~5 ACDDC　6~10 DCBDB　11~15 CDACD　16~20 DBAAA
21~25 CDCAC　26~30 ACABD

（二）填空题

1. 增加样本含量;将理论频数过小的行或列与相邻的行和列合并;删除理论频数过小的行或列

2. Fisher 确切概率

3. $n \geqslant 40$ 且 $1 \leqslant T < 5$

4. $b + c < 40$

5. $(R-1)(C-1)$; $T = \dfrac{n_R \cdot n_C}{n}$

6. $n < 40$; $T < 1$; χ^2 检验后所得概率 P 接近检验水平 α

（三）名词解释

1. 卡方分布(Chi-square distribution):一种连续型随机变量的概率分布,如果 $X_1, X_2, \cdots, X_n$ 是 n 个相互独立的标准正态分布随机变量,则 $Z_1^2 + Z_2^2 + \cdots + Z_\nu^2$ 的分布称为服从自由度为 ν 的 χ^2 分布。χ^2 分布的概率平跨度曲线的形状依赖于自由度 ν 的大小。

2. 实际频数(actual frequency):即实际观察值。

3. 理论频数(theoretical frequency):在假设多个率或构成比相等的前提下,由合计率(构成比)推算出来的频数。

4. 拟合优度(goodness of fit):指一种度量某事物的频数分布是否符合某一理论分布或数据是否与模型吻合的方法。

（四）简答题

1. 答案要点:推断两个率及多个总体率或总体构成比之间有无差别;两种属

性或两个变量之间有无关联性；频数分布的适合度检验。

2. 答案要点：以 χ^2 值的大小来反映理论频数与实际频数的吻合程度。在零假设 H_0（比如 $H_0:\pi_1=\pi_2$）成立的条件下，实际频数与理论频数相差应该不大，即 χ^2 值应该不大，若实际计算出的 χ^2 值较大，超过了设定的检验水准所对应的界值，则有理由怀疑 H_0 的真实性，从而拒绝 H_0，接受 H_1（比如 $H_1:\pi_1\neq\pi_2$）。

3. 答案要点：独立四表格的校正条件：$n\geqslant 40$ 但 $1\leqslant T<5$ 时；配对四格表资料的校正条件：$b+c<40$。

4. 答案要点：理论频数不宜太小；注意考察是否存在有序变量；当检验结论为拒绝 H_0 时，仅表示多组之间有差别，但并不是任意两组之间都有差别。

5. 答案要点：在四格表边缘合计固定不变的条件下，计算表内 4 个实际频数变动时的各种组合的频率，按检验设计算单侧或双侧的累计概率 P，把 P 值与检验水准 α 比较，得出是否拒绝 H_0 的结论。

6. 答案要点：一般要求分组时每组中的理论频数不小于 5；需要有足够的样本含量，否则需要经连续性校正。

（五）计算分析题

略。

（宋建根）

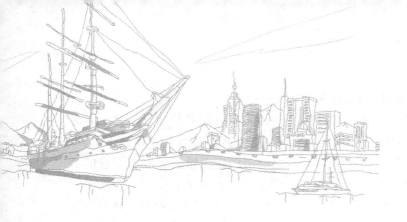

第十章　基于秩次的非参数检验

一、学习目的与要求

掌　握

1. 非参数检验的概念及应用条件。
2. 秩和检验的基本思想。
3. 配对设计资料符号秩和检验。
4. 两组独立样本比较秩和检验。
5. 随机区组设计资料的秩和检验。

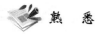

熟　悉

多组独立样本秩和检验方法。

了　解

多个独立样本间的多重比较检验方法。

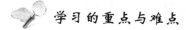学习的重点与难点

1. 学习重点：非参数检验的概念及应用条件、秩和检验的基本思想、各种资料类型的秩和检验方法。

2. 学习难点：非参数检验的应用条件、秩和检验的基本思想、不同资料类型如何选定不同检验方法、不同类型的秩和检验如何确定检验统计量及 P 值大小。

二、复习思考题

（一）选择题

1. 在以下检验方法中，属于非参数统计方法的是（　　）。

    A. t 检验　　　　　　　　　　　B. H 检验

    C. F 检验　　　　　　　　　　　D. t 检验和 χ^2 检验

2. 下列哪项不是非参数统计的优点？（　　）

    A. 检验效能高于参数检验　　　　B. 不受总体分布的限定

    C. 适用于等级资料或未知分布的资料　D. 简便、易掌握

3. 在进行两组独立样本秩和检验时，以下哪种检验假设是正确的？（　　）

    A. H_0：两总体均数相等，H_1：两总体均数不等

    B. H_0：两样本均数相等，H_1：两样本均数不等

    C. H_0：两总体分布相同，H_1：两总体分布不同

    D. H_0：两样本分布相同，H_1：两样本分布不同

4. 两小样本比较的假设检验，首先考虑（　　）。

    A. 用 t 检验

    B. 用秩和检验

    C. t 检验和秩和检验均可

    D. 资料符合 t 检验还是秩和检验的条件

5. 等级资料比较，宜用（　　）。

    A. t 检验　　　　　　　　　　　B. χ^2 检验

    C. 秩和检验　　　　　　　　　　D. F 检验

6. 两组独立样本秩和检验当对比组间出现相同观察值时,编秩方法为(　　)。

　　A. 取其平均秩次

　　B. 不必平均

　　C. 不必考虑秩次大小,随机放入两组计算

　　D. 舍去不计

7. 在秩和检验中,统计量 T 与 P 的关系,描述正确的是(　　)。

　　A. T 落在界值范围内,则 P 小于相应概率

　　B. T 落在界值范围内,则 P 大于相应概率

　　C. T 落在界值范围外,则 P 大于相应概率

　　D. T 落在界值范围上,则 P 大于相应概率

8. 符合 t 检验条件的数值变量资料,如果采用秩和检验,拒绝 H_0 时(　　)。

　　A. 第Ⅰ类错误增大　　　　　　　　B. 第Ⅱ类错误增大

　　C. 第Ⅰ类错误减少　　　　　　　　D. 第Ⅱ类错误减少

9. 设配对资料的变量值为 X_1 和 X_2,则配对资料的符号秩和检验是(　　)。

　　A. 分别按 X_1 和 X_2 从小到大编秩

　　B. 把 X_1 和 X_2 综合从小到大编秩

　　C. 把 X_1 和 X_2 综合按绝对值从小到大编秩

　　D. 按 X_1 和 X_2 的差数的绝对值从小到大编秩

10. 在配对资料的符号秩和检验中,如果有两个差数为0,则(　　)。

　　A. 平均秩次为 1.5,分别编为 $+1.5$ 和 -1.5

　　B. 正秩和为 2,负秩和为 -2

　　C. 正秩和为 3,负秩和为 -3

　　D. 0 不考虑

11. 做秩和检验时,要求资料(　　)。

　　A. 来自正态总体,方差齐性　　　　B. 来自正态总体,方差较小

　　C. 来自严重偏态总体　　　　　　　D. 以上都不要求

12. 配对比较的秩和检验的基本思想是:如果检验假设成立,则对样本来说(　　)。

　　A. 正秩和与负秩和的绝对值不会相差很大

　　B. 正秩和与负秩和的绝对值会相差很大

　　C. 正秩和的绝对值大于负秩和的绝对值

　　D. 正秩和的绝对值小于负秩和的绝对值

13. 甲组 n_1 例和乙组 n_2 例的两组计量资料或两组等级资料的秩和检验认

为:如果两样本来自同一总体,则(   )。

A. 甲组和乙组的秩和相同

B. 甲组和乙组的平均秩次相同

C. 甲组和乙组的秩和的差别完全是由于抽样误差引起

D. 甲组和乙组的平均秩次的差别完全是由于抽样误差引起

14. 在多组计量资料或多组等级资料的 H 检验中,如果 $P>0.05$,则判断结果为(   )。

A. 各组来自不同总体   B. 各组来自同一总体

C. 至少有两组来自不同总体   D. 至少有两组来自相同总体

15. 在两独立样本的秩和检验中,设总体为 n 个秩号:$1,2,3,\cdots,n$,如果相同秩号,比如 i 和 $i+1$ 变成两个 $i+0.5$,则对总体所有秩和的均数和标准差有(   )。

A. 均数不变,标准差不变   B. 均数不变,标准差减小

C. 均数不变,标准差加大   D. 均数加大,标准差减小

16. 非参数统计方法不适合于(   )。

A. 正态分布且方差齐的资料   B. 偏态分布的资料

C. 半定量资料   D. 有过大值或过小值的资料

17. 配对资料的秩和检验,统计量的确定为(   )。

A. 只可取 T_+ 作为统计量   B. 只可取 T_- 作为统计量

C. T_+、T_- 可任取一个作为统计量   D. 只以绝对值小的作为统计量

18. 两独立样本的秩和检验与 t 检验相比,则(   )。

A. 秩和检验比 t 检验好   B. 检验效能相同

C. t 检验比秩和检验好   D. 应根据资料决定优劣

19. 当选用 Wilcoxon 配对秩和检验时,无效假设为(   )。

A. 两样本对应的总体分布相同

B. 两样本对应的总体的中位数相同

C. 两样本均数相同

D. 两样本差值的总体中位数为 0

20. 对于满足参数检验条件的数值变量资料,如果采用秩和检验,则(   )。

A. 第Ⅰ类错误率增大   B. 第Ⅱ类错误率增大

C. 第Ⅰ类错误率减小   D. 第Ⅱ类错误率减小

21. 配对秩和检验得到检验统计量 $n=10$,$T_+=6$,$T_-=39$,双侧 $T_{0.05,10}=8-47$,双侧 $T_{0.05,9}=5-40$,做出的推论为(   )。

A. $P>0.05$,总体中位数为 0   B. $P>0.05$,样本中位数为 0

C. $P<0.05$,总体中位数不为 0   D. $P<0.05$,总体中位数为 0

22. 利用盐酸左西替利嗪片治疗慢性特发性荨麻疹临床实验,以西替利嗪片组作为对照组,治疗 28 天后的结果如表 10.1 所示,现要比较两种药物的疗效,何种方法最优?(   )

表 10.1   盐酸左西替利嗪片治疗慢性特发性荨麻疹临床疗效

组 别	治 愈	显 效	进 步	无 效	合 计
左西替利嗪片组	49	8	5	2	64
西替利嗪片组	44	10	9	3	66

A. χ^2 检验   B. 成组 t 检验

C. z 检验   D. 秩和检验

23. 在两组样本比较的秩和检验中,实验组的观察值为 0,3,7,14,32,对照组的观察值为 0,0,2,4,4,8。编秩中零值的秩应分别编为(   )。

A. 1;2,3   B. 3;1.5,1.5

C. 2;2,2   D. 不参加编秩

24. 关于基于秩次的非参数检验,下列说法错误的是(   )。

A. 符号秩和检验中,差值为零不参加编秩

B. 随机区组设计资料的秩和检验中,各组混合编秩

C. 当符合正态假定时,非参数检验犯第 II 类错误的概率较参数检验大

D. 当样本足够大时,秩和分布近似正态

25. 秩和检验和 t 检验相比,其优点是(   )。

A. 计算简便,不受分布限制   B. 公式更为合理

C. 检验效能高   D. 抽样误差小

26. 某医师做了一个两样本的秩和检验,$n_1=12$,$T_1=95$,$n_2=10$,$T_2=158$,查 T 界值表得 $T_{0.05}=84-146$,则 P 值为(   )。

A. 大于 0.05   B. 小于 0.05

C. 等于 0.05   D. 小于等于 0.05

27. 两样本比较的秩和检验,如果样本含量一定,两组秩和的差别越大说明(   )。

A. 两总体的差别越大   B. 两总体的差别越小

C. 两样本的差别可能越大   D. 越有理由说明两总体有差别

28. 多个计量资料的比较,当分布类型不清时,应选择的统计方法是(   )。

A. 方差分析　　　　　　　　　B. Wilcoxon T 检验

C. Kruskal-Wallis H 检验　　　D. z 检验

29. 如果要检验两个配对总体的分布是否相同,采用的非参数检验方法是（　　）。

A. 弗里德曼（Friedman）检验　　　B. Kruskal-Wallis 检验

C. Wilcoxon 符号秩检验　　　D. Mann-Whitney 检验

30. 如果要检验 K 个独立总体的分布是否相同,采用的非参数检验方法是（　　）。

A. Wilcoxon 符号秩检验　　　B. 弗里德曼（Friedman）检验

C. Mann-Whitney 检验　　　D. Kruskal-Wallis 检验

31. Mann-Whitney 检验主要用于检验（　　）。

A. 两个独立总体的分布是否相同　　B. 两个配对总体的分布是否相同

C. K 个独立总体的分布是否相同　　D. K 个配对总体的分布是否相同

32. Kruskal-Wallis 检验主要用于检验（　　）。

A. 两个配对总体的分布是否相同　　B. 两个独立总体的分布是否相同

C. K 个配对总体的分布是否相同　　D. K 个独立总体的分布是否相同

33. 下列哪种情形适用于非参数检验方法？（　　）

A. 正态分布资料 n 不相等时两样本均数比较

B. 正态分布资料两样本方差都比较大时两样本均数的比较

C. 两组等级资料的比较

D. 两组百分比资料的平均数比较

（二）填空题

1. 两组资料做秩和检验,$n_1 = 10$、$n_2 = 12$、$T = 82$,查表得 $T_{0.05(10-2)} = 84 - 146$,$T_{0.01(10-2)} = 76 - 154$,则 P _____。

2. 做配对秩和检验时,如果对子数 n _____,超过 T 界值表范围,可用正态近似法做检验。

3. 配对符号秩和检验中理论上有 T_+ 与 T_- 之和等于_____。

（三）名词解释

1. 非参数检验（nonparametric test）

2. 秩和检验（singned-rank test）

(四) 简答题

1. 什么是非参数检验? 它的优缺点是什么?

2. 非参数检验的应用条件是什么?

3. 两组或多组有序分类资料的比较,为什么宜用秩和检验而非 χ^2 检验?

4. 为什么当资料适合参数检验条件时,使用非参数统计方法会降低检验效率?

5. 配对比较的假设检验,符合参数检验条件,能否出现 t 检验结果 $P < 0.05$,而非参数检验结果 $P > 0.05$? 如果出现上述情况,应怎样解释检验结果?

6. 当两样本比较的秩和检验当 $n_1 > 10$,$n_2 - n_1 > 10$ 时采用 z 检验,那么此检验是属于参数检验还是非参数检验,为什么?

(五) 计算分析题

1. 表 10.2 所示的是 12 名宇航员航行前及返航后 24 小时的心率(次/分),问航行对心率有无影响?

表 10.2　12 名宇航员航行前后 24 小时心率(次/分)

宇航员号	航行前	航行后
1	76	93
2	71	68
3	70	65
4	61	65
5	80	93
6	59	78
7	74	83
8	62	79
9	79	98
10	72	78
11	84	90
12	63	60

2. 配对比较两种方法治疗扁平足效果,记录如表 10.3 所示,问哪种方法好?

表 10.3　甲、乙两法治疗扁平足疗效比较

病例号	甲　法	乙　法
1	好	差
2	好	好
3	好	差
4	好	中
5	差	中
6	中	差
7	好	中
8	好	差
9	中	中
10	差	差
11	好	中
12	差	差
13	好	中
14	中	差
15	好	中
16	中	差

3. 表 10.4 所示为测得的铅作业与非铅作业工人的血铅值(μmol/L)，问两组工人的血铅值有无差别？

表 10.4　铅作业工人和非铅作业工人血铅值(μmol/L)的比较

铅作业组血铅值	非铅作业组血铅值
0.82	0.24
0.87	0.24
0.97	0.29
1.21	0.33
1.64	0.44

铅作业组血铅值	非铅作业组血铅值
2.08	0.58
2.13	0.63
	0.72
	0.87
	10.1
$n_1 = 7$	$n_2 = 10$

4. 试检验表 10.5 中,针刺不同穴位的镇痛效果有无差别?

表 10.5 针刺不同穴位的镇痛效果

镇痛效果	各穴位的观察频数		
	合谷	足三里	扶突
+	38	53	47
+ +	44	29	23
+ + +	12	28	19
+ + + +	24	16	33

5. 试检验表 10.6 中,三组人的血浆总皮质醇测定值有无差别?

表 10.6 三组人的血浆总皮质醇测定值(mg/L)

正常人	单纯性肥胖	皮质醇增多症
0.11	0.17	2.70
0.52	0.33	2.81
0.61	0.55	2.92
0.69	0.66	3.59
0.77	0.86	3.86
0.86	1.13	4.08
1.02	1.38	4.30
1.08	1.63	4.30
1.27	2.04	5.96
1.92	3.75	6.62

6. 某医师用某种中草药治疗不同类型的小儿肺炎,其中病毒性肺炎 60 例、细菌性肺炎 60 例,治疗结果见表 10.7。该医师对此资料采用 χ^2 行 × 列检验,得 $\chi^2 = 7.077$,$P = 0.069$,差异无统计学意义,故认为此种中草药对不同类型的小儿肺炎疗效分布无差别。

表 10.7　某种中草药治疗不同类型小儿肺炎的疗效比较

小儿肺炎类型	治　愈	显　效	有　效	无　效	合　计
病毒性肺炎	21	17	11	11	60
细菌性肺炎	11	13	17	19	60
合　计	32	30	28	30	120

问:(1) 该研究是什么设计?

(2) 统计分析的目的是什么? 统计方法是否正确?

三、参考答案

(一) 选择题

1~5 BACDC　6~10 ABBDD　11~15 DADBB　16~20 ACDDB
21~25 ADCBA　26~30 BDCCD　31~33 ADC

(二) 填空题

1. < 0.05

2. > 50

3. $n(n+1)/2$

(三) 名词解释

1. 非参数检验(nonparametric test):一类不依赖于总体分布类型的检验。

2. 秩和检验(singned-rank test):对样本值进行排序,利用秩次之和进行总体分布推断的检验方法,称为秩和检验。

(四) 简答题

1. 答案要点:非参数检验是一类不依赖于总体分布类型的检验方法。优点:不受数据分布类型限值,应用广泛;缺点:可以选择参数检验的数据采用了非参数检验方法,会损失数据信息,降低检验效能。

2. 答案要点:应用条件是:

(1) 计量资料数据经过变量转化也无法服从正态分布的资料;

(2) 计量资料中有开口数据或者分布不明或者有极端值;

(3) 等级资料。

3. 答案要点:对于两组或多组有序分类资料,χ^2 检验只能研究相关性,无法分析得到总体分布之间是否存在差异,秩和检验可以分析得到等级资料各组分布是否存在差异。

4. 答案要点:当资料适合参数检验条件时,如果采用非参数检验方法,会浪费样本的信息,同时使得可能存在的差异无法被正确的辨别出来,使得正确判断出 H_0 假设是错误的能力下降,故而使得检验效率降低。

5. 答案要点:符合参数检验条件的资料,应该使用参数检验方法,故此数据结果以 t 检验结果为正确结果,$P<0.05$,差异有统计学意义。非参数检验结果 $P>0.05$ 则是发生了错误,出现了第 Ⅱ 类错误。

6. 答案要点:属于非参数检验,参与 U 值计算的数据不是原始数据,而是编秩之后的秩次参与计算,故仍然是非参数检验。

(五) 计算分析题

略。

(石　玮)

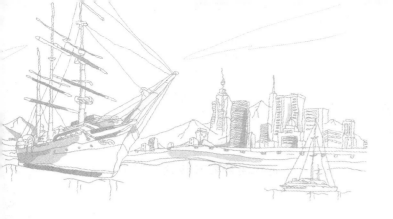

第十一章 两变量关联性分析

一、学习目的与要求

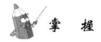

掌 握

1. 直线相关的概念。
2. 直线相关、秩相关的应用条件。
3. 相关系数与秩相关系数的意义、计算及假设检验。
4. 分类资料关联性分析:(1) 四格表的关联性分析;(2) $R \times C$ 表的关联性分析。

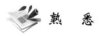

熟 悉

1. 线性相关应注意的问题。
2. 线性相关与关联性在概念上的区别。
3. Pearson 列联系数。

了 解

利用散点图分析样本相关系数可能出现的各种假象,并做出合理解释。

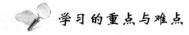 学习的重点与难点

1. 学习重点:直线相关分析。
2. 学习难点:对不同的类型的变量,采用不同的统计方法分析它们之间的关系。

二、复习思考题

(一) 选择题

1. 相关分析一般是研究(　　)。
   A. 两组观察单位的两个相同指标间的相互关系
   B. 两组观察单位的两个相同指标间的相互差别
   C. 两组观察单位的两个不同指标间的相互关系
   D. 一组观察单位的两个不同指标间的相互关系

2. 对样本相关系数做假设检验(H_0),结果 $t > t_{0.05/2,\nu}$,统计结论是(　　)。
   A. 肯定两变量为直线关系　　　　　　B. 认为两变量有线性关系
   C. 两变量不相关　　　　　　　　　　D. 两变量无线性相关

3. $|r| > r_{0.05/2,(n-2)}$,则在 $\alpha = 0.05$ 的检验水准上可认为两变量 X 与 Y 间(　　)。
   A. 有一定关系　　　　　　　　　　　B. 有正相关关系
   C. 一定有直线关系　　　　　　　　　D. 有直线相关关系

4. Pearson 积差相关系数 $\rho = 0$ 时,以下表述最佳的是(　　)。
   A. 两变量间不存在任何关系
   B. 两变量间不存在直线关系,但不排除存在某种曲线关系
   C. 两变量间存在相互关系的可能性小
   D. 两变量间必然存在某种曲线关系

5. 若总体相关系数 $\rho > 0$,则对从该总体抽取的样本来说(　　)。
   A. r 一定大于 0　　　　　　　　　　B. r 不可能小于 0
   C. r 不可能等于 0　　　　　　　　　D. 以上都不对

6. 研究一种治疗措施和一种疾病的发病率或治愈率的关系能推断两者（　　）。

    A. 有无统计联系　　　　　　　　　　　B. 有无因果关系

    C. 有无直接关系　　　　　　　　　　　D. 有无间接关系

7. 若 $t_{r1} > t_{0.01/2, \nu}$、$t_{r2} > t_{0.05/2, \nu}$，则可认为（　　）。

    A. 第一组资料中两变量相关较密切

    B. 第二组资料中两变量相关较密切

    C. 很难说哪一组资料中两变量相关较密切

    D. 至少可以说两组资料中两变量相关密切程度不一样

8. 计算线性相关系数要求（　　）。

    A. 因变量 Y 是正态变量，而自变量 X 可以不满足正态的要求

    B. 自变量 X 是正态变量，而因变量 Y 可以不满足正态的要求

    C. 两变量都要求满足正态分布

    D. 两变量只要是数值变量就行

9. 在分析相关系数 r 时，应注意（　　）。

    A. 根据 $|r|$ 大小可将两变量关系分为低度、中度和高度相关

    B. 根据两组 $|r|$ 的大小可直接比较相关的密切程度

    C. 若 $r > 0.5$，则两变量必存在直线相关

    D. 得 r 值后尚需做假设检验才能确定 X 和 Y 有无线性相关

10. 关于秩相关的叙述，不正确的是（　　）。

    A. 当总体分布类型未知时可用秩相关

    B. 当原始数据为等级资料时可用秩相关

    C. 当两变量不服从正态分布时可用秩相关

    D. 秩相关适用于单向有序且属性不同的 $R \times C$ 列联表资料

11. 相关系数的假设检验可用（　　）。

    A. 散点图直接观察法代替　　　　　　　B. t 检验

    C. 秩和检验　　　　　　　　　　　　　D. χ^2 检验

12. 对两个分类变量的频数表资料做关联性分析，可用（　　）。

    A. 积差相关系数　　　　　　　　　　　B. 秩相关系数

    C. 列联系数　　　　　　　　　　　　　D. 线性相关系数

13. 线性相关分析可用于研究（　　）的数量关系。

    A. 儿童的性别与体重　　　　　　　　　B. 儿童的身高与体重

    C. 儿童的性别与血型　　　　　　　　　D. 母亲的职业与儿童的智商

14. 直线相关系数的假设检验，其自由度为（　　）。

A. $n-1$　　　　　　　　　　　　　B. $(R-1)(C-1)$

C. $2n-1$　　　　　　　　　　　　　D. $n-2$

15. 对 $R \times C$ 列联表资料做频数分布的比较与做两变量关联性分析(　　)。

　　A. 设计不同,χ^2 统计量相同　　　　B. 两者仅假设不同

　　C. 两者仅结论不同　　　　　　　　D. 两者的 P 值不同

16. 在有关等级相关系数 r_s 的描述中,不正确的是(　　)。

　　A. 不服从双变量正态分布的资料宜计算 r_s

　　B. r_s 值在 $-1 \sim 1$ 之间

　　C. 等级资料宜计算 r_s

　　D. 查 r_s 界值表时,r_s 值越大,所对应的概率值也越大

17. 相关研究中,对相关系数进行统计推断时的 P 值越小,说明(　　)。

　　A. 两变量相关性越好　　　　　　　B. 结论可信度越大

　　C. 认为总体具有相关性的理由越充分　D. 抽样误差越小

(二) 填空题

1. 直线相关系数 r 是反映两个变量线性关系_____和_____的指标。

2. 直线相关系数的计算公式是_____,取值范围为_____,相关系数越接近 1,说明_____;等于 1 表示_____;等于 -1 表示_____;越接近 0,说明_____。

3. 对直线相关系数进行假设检验的目的是_____,方法有_____和_____。

4. 相关分析的前提条件是_____、_____、_____。

5. 秩相关的应用范围_____、_____、_____。

(三) 名词解释

1. 直线相关(linear correlation)

2. 直线相关系数(linear correlation coefficient)

3. 零相关(zero correlation)

4. 秩相关(rank correlation)

(四) 简答题

1. 应用直线相关分析时应注意哪些问题?

2. Pearson 相关与 Spearman 等级相关有何异同？

3. 某资料 $n = 100$，X 与 Y 的相关系数为 $r = 0.2$，是否认为 X 与 Y 有较密切的相关关系？

4. 比较分类变量的两个或多个样本的频数分布所采用的 χ^2 检验与关联性分析的 χ^2 检验有何异同？

5. 为什么应该对样本相关系数 r 做假设检验？

（五）计算分析题

1. 某医师测离污染源距离（m）和尘氟浓度（$0.01\ mg/m^3$）数据见表 11.1，试完成下列问题：

表 11.1　离污染源距离（m）和尘氟浓度（$0.01\ mg/m^3$）

离污染源距离	200	300	400	500	600	700	800	1 000
尘氟浓度	4.5	3.7	3.2	2.4	2.0	1.5	1.2	0.7

（1）绘制散点图；（2）计算相关系数；（3）两者之间存在什么关系？

2. 就表 11.2 所给资料，分析血小板浓度和出血症的关系。

表 11.2　12 例病人的血小板浓度（$10^9/L$）和出血症的关系

病例编号	1	2	3	4	5	6	7	8	9	10	11	12
血小板数	120	130	160	310	420	540	740	1 060	1 260	1 230	1 440	2 000
出血症状	+ +	+ + +	±	−	+	+	−	−	−	−	+ +	−

3. 某医生检测了 14 例儿童的血红蛋白（g/L）与铁（$\mu mol/L$）的含量，结果见表 11.3，试检验两者有无相关？

表 11.3　14 例儿童的血红蛋白（g/L）与铁（$\mu mol/L$）的含量

编　号	1	2	3	4	5	6	7	8	9	10	11	12	13	14
铁含量	83.65	80.32	73.35	68.75	77.11	79.8	52.75	80.19	79.83	68.56	83.59	70.53	59.25	72.67
血红蛋白	130.0	135.1	102.5	100.1	107.5	105.1	70.0	135.0	115.0	112.5	130.0	120.0	90.0	117.5

4. 12 名糖尿病患者的血糖水平（y，mmol/L）和胰岛素水平（x，mU/L）的测量结果见表 11.4，试对其进行直线相关分析？

表 11.4　12 名糖尿病患者的血糖水平(y,mmol/L)和胰岛素水平(x,mU/L)的测量值

病例编号	1	2	3	4	5	6	7	8	9	10	11	12
胰岛素	15.2	11.9	19.8	16.4	13.7	22.0	16.2	8.7	14.3	17.0	24.4	10.3
血　糖	10.7	11.5	9.2	8.3	10.8	9.2	9.7	13.2	12.0	9.4	7.1	13.8

三、参　考　答　案

(一) 选择题

1~5 DBDBD　6~10 ACCDD　11~15 BCBDA　16~17 DC

(二) 填空题

1. 密切程度;相关方向

2. $r = \dfrac{lxy}{\sqrt{lxx \cdot lyy}} = \dfrac{\sum (X - \overline{X})(Y - \overline{Y})}{\sqrt{\sum (X - \overline{X})^2 \sum (Y - \overline{Y})^2}}$; $-1 \leqslant r \leqslant 1$;两变量

相关关系密切程度越高;完全正相关;完全负相关;密切程度越低

3. 推断两变量间有无直线相关关系;查表法;t 检验法

4. 两个随机变量;散点图呈线性关系;双变量正态分布

5. 不服从双变量正态分布或偏态分布;总体分布未知;等级资料

(三) 名词解释

1. 直线相关(linear correlation):又称简单相关,用于分析服从正态分布的两个随机变量有无线性相关关系的一种统计分析方法。

2. 直线相关系数(linear correlation coefficient):又称 Pearson 相关系数,是定量描述两个变量间线性关系密切程度与相关方向的统计指标。以符号 r 表示样本相关系数,ρ 表示总体相关系数。

3. 零相关(zero correlation):是指两变量间没有直线相关关系,但不排除其他曲线关系。

4. 秩相关(rank correlation):又称 Spearman 等级相关,用于说明两个不满足正态变量间相关的程度和方向的一种非参数统计方法。

（四）简答题

1. 答案要点：应用直线相关分析时应注意：

（1）在进行相关分析前应先绘出散点图，当散点有线性趋势时，才进行相关分析。

（2）线性相关分析要求两个变量都是随机变量，而且仅适用于二元正态分布资料。

（3）出现离群值时慎用相关。

（4）相关关系不一定是因果关系。

（5）分层资料盲目合并易出假象。

2. 答案要点：Pearson 相关与 Spearman 等级相关的应用条件不同，前者要求双变量服从正态分布，属于参数方法；后者可不满足正态分布条件，是非参数法；相同点是都用来反映两变量间的线性相关程度的大小，相关系数的意义、取值范围一致，且计算公式相同，不过前者用原始定量数据，后者用等级数据。

3. 答案要点：首先应对 r 进行假设检验，若结论为检验水准 $\alpha = 0.05$ 拒绝 H_0，可认为 X 与 Y 有相关关系，但 $|r|$ 远小于 1，表示两变量间相关关系并不密切；另外决定系数 $r^2 = 0.04$，表示回归平方和在总变异平方和中仅占 4%，说明两变量间的相关关系的实际意义并不大。

4. 答案要点：前者是对两个样本或多个样本做比较，而后者却是探讨一份样本的两种属性所对应的两个变量间的关系，研究的问题不同、设计不同、检验假设不同、意义不同、结论不同；相同的仅是统计量的计算公式。

5. 答案要点：由于 r 是根据样本资料求得的，存在抽样误差。假设检验的目的是推断 r 是否确实是由总体相关系数 ρ 不为 0 的总体中抽的。

（五）计算分析题

略。

（丁　蕾）

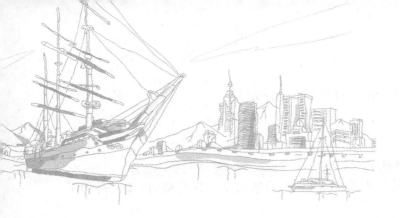

第十二章　简单线性回归

一、学习目的与要求

1. 简单线性回归的基本概念。
2. 回归系数的意义、线性回归方程的建立及回归系数的假设检验。
3. 简单线性回归的应用条件及注意事项。

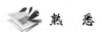

线性回归的应用。

总体回归系数的置信区间。

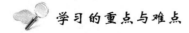

1. 学习重点：线性回归模型的建立、假设检验及其注意事项。
2. 学习难点：直线相关与回归的区别和联系。

二、复习思考题

（一）选择题

1. 在直线回归分析中，回归系数 b 的绝对值越大（　　）。
   A. 所绘散点越靠近回归线
   B. 所绘散点越远离回归线
   C. 回归线对 x 轴越陡
   D. 回归线对 x 轴越平坦

2. 蛛网膜下腔出血（SAH）患者 24 小时血清白细胞介素（IL-6, pg/mL）和脑脊液 IL-6 之间的回归方程为 $\hat{y} = 72.9607 + 1.1797x$，这说明（　　）。
   A. 血清 IL-6 每升高 1 pg/mL，则脑脊液 IL-6 降低 1.179 7 pg/mL
   B. 血清 IL-6 每升高 1 pg/mL，则脑脊液 IL-6 升高 72.960 7 pg/mL
   C. 血清 IL-6 每升高 1 pg/mL，则脑脊液 IL-6 升高 1.179 7 pg/mL
   D. 血清 IL-6 每升高 1 pg/mL，则脑脊液 IL-6 降低 72.960 7 pg/mL

3. 某医师拟制作标准曲线，用光密度值来推测患者尿液尿 δ-氨基-γ-酮戊酸（δ-ALA）的浓度，应选用的统计学方法是（　　）。
   A. z 检验 　　　　　　　　　　B. 相关分析
   C. 回归分析 　　　　　　　　　　D. 卡方检验

4. 若要分析肺活量与身高之间的数量关系，拟用身高值预测肺活量值，则应采用（　　）。
   A. 相关分析 　　　　　　　　　　B. 直线回归分析
   C. 多元回归分析 　　　　　　　　D. 秩和检验

5. 在 y 和 x 的回归分析中，若 $t_b < t_{0.05,\nu}$，可认为（　　）。
   A. 两变量存在线性相关关系
   B. 两变量不存在任何关系
   C. 样本回归系数和总体回归系数相等的可能性大于 95%
   D. 两变量无线性相关

6. 在求出直线回归方程后，如果检验结果是接受无效假设，那就意味着（　　）。
   A. 此直线方程有应用价值 　　　　B. x 与 y 之间无直线关系

C. x 与 y 之间毫无关系   D. x 与 y 之间呈直线关系

7. 回归系数检验的无效假设 H_0 是（   ）。

A. $\rho = 0$ B. $\rho \neq 0$

C. $\beta = 0$ D. $\beta \neq 0$

8. 在回归直线 $\hat{y} = a + bx$ 中，回归系数 b 的性质描述不正确的是（   ）。

A. $|b|$ 值越大，则回归直线越陡

B. b 一般有单位

C. $|b| \leqslant 1$

D. x 每变化一个单位，y 相应变化 b 个单位

9. 两组资料中，回归系数大的一组（   ）。

A. 相关系数也大   B. 相关系数也小

C. 两变量数量关较密切   D. 相关系数可能大也可能小

10. 下列公式可出现负值的是（   ）。

A. $\sum (X - \overline{X})^2$ B. $\sum Y^2 - (\sum Y)^2/n$

C. $\sum (Y - \overline{Y})$ D. $\sum (X - \overline{X})(Y - \overline{Y})$

11. $\hat{y} = 14 + 4x$ 是 $1 \sim 7$ 岁儿童以年龄（岁）估计体重（市斤）的回归方程，若体重换用国际单位 kg，则此方程（   ）。

A. 截距改变   B. 回归系数改变

C. 两者都改变   D. 两者都不变

12. 直线回归分析中，x 的影响被扣除后，y 方面的变异可以表示为（   ）。

A. $S_{x,y} = \sqrt{\sum (x - \hat{x})^2/(n - 2)}$

B. $S_r = \sqrt{\sum (x - \hat{y})^2/(n - 1)}$

C. $S_{y,x} = \sqrt{\sum (y - \hat{y})^2/(n - 2)}$

D. $S_b = S_{x,y}/\sqrt{\sum (x - \hat{x})^2}$

13. 用最小二乘法确定直线回归方程的原则是各观察点（   ）。

A. 距直线的纵向距离相等

B. 距直线的纵向距离的平方和最小

C. 与直线的垂直距离相等

D. 与直线的垂直距离的平方和最小

14. 回归系数的假设检验（   ）。

A. 只能用 r 的检验代替   B. 只能用 t 检验

C. 只能用 F 检验   D. 三者均可

15. 在双变量 (X, Y) 的相关与回归分析中有(   )。

    A. r 值增加, b 值增加   B. $r < 0$ 时, $b < 0$

    C. $|r| = |b|$ D. $r < 0$ 时, $b > 0$

16. 在 y 对 x 的直线回归分析中(   )。

    A. $|b|$ 值越大, 所描绘的散点越靠近回归直线

    B. $|b|$ 值越大, 回归直线对 X 轴越倾斜

    C. $|b|$ 值越大, 回归直线对 X 轴越平坦

    D. 以上均不成立

17. 回归标准估计误差 $S_{y \cdot x}$ 是表示(   )。

    A. Y 变量的变异程度

    B. 样本回归系数的 b 的变异程度

    C. 扣除 X 变量影响以后, Y 变量的变异程度

    D. 估计值 $\hat{y}$ 的变异程度

18. 直线回归系数假设检验, 其自由度为(   )。

    A. n B. $n-1$

    C. $n-2$ D. $2n-1$

19. 线性回归分析的原理是对因变量 Y 的总体变异进行分解。它不可能出现(   )。

    A. $SS_{剩} = SS_{回}$ B. $SS_{总} < SS_{剩}$

    C. $SS_{总} = SS_{回}$ D. $SS_{剩} < SS_{回}$

20. 在求得直线回归方程 $\hat{y} = a + bx$ 后, 发现将原始数据中的某一点 (x_k, y_k) 的横坐标值代入方程所得的 $\hat{y}_k \neq y_k$ 这说明(   )。

    A. 此现象无法解释   B. 正常现象

    C. 计算有错   D. x 与 y 之间呈直线关系

21. 在简单线性回归分析中, 得到回归系数为 -0.50, 经检验有统计学意义, 说明(   )。

    A. X 对 Y 的影响占 Y 变异的 50%

    B. X 增加一个单位, Y 平均减少 50%

    C. X 增加一个单位, Y 平均减少 0.50 个单位

    D. Y 增加一个单位, X 平均减少 50%

22. 为了对 x、y 两个变量进行线性回归分析(设 x 为自变量, y 为因变量), 首

先要从专业上考虑是否有理由研究它们之间的关系,然后应当做的就是（　　）。

A. 求出直线回归方程并检验　　　　B. 求出相关系数并检验

C. 绘制散点图并分析散点的变化趋势　　D. 应用回归方法解决实际问题

23. 计算回归系数要求（　　）。

A. 因变量 y 是正态变量,而自变量 x 可以不满足正态的要求

B. 自变量 x 是正态变量,而因变量 y 可以不满足正态的要求

C. 两变量都要求满足正态分布规律

D. 两变量只要是数值变量就行

24. 用最小二乘法估计简单线性回归模型 $\hat{y} = a + bx$ 时,则样本回归线通过点（　　）。

A. (x, y)

B. $(x, \hat{y})$

C. $(\bar{x}, \hat{y})$

D. $(\bar{x}, \bar{y})$

25. 以 y 表示实际观测值,$\hat{y}$ 表示简单线性回归估计值,则最小二乘法估计参数的准则是（　　）。

A. $\sum (y_i - \hat{y}_i) = 0$

B. $\sum (y_i - \hat{y})^2 = 0$

C. $\sum (y_i - \hat{y}_i)$ 为最小

D. $\sum (y_i - \hat{y}_i)^2$ 为最小

（二）填空题

1. 直线回归方程的一般表达式为_____。

2. 直线回归描述两变量间的_____。

3. 根据回归方程绘制的直线称_____,此线与纵坐标的交点称为_____,回归直线的斜率称为_____。

4. 最小二乘法指的是_____。

5. 直线回归系数的意义为_____。

6. 在直线回归分析中,因变量的总离均差平方和可以分解为两部分,即_____和_____。

7. 直线回归分析的前提条件是_____、_____、_____和_____。

（三）名词解释

1. 因变量（dependent variable）

2. 自变量（independent variable）

3. 线性回归（linear regression）

4. 回归系数（regression coefficient）

5. 最小二乘法（least square method）

6. 决定系数（coefficient of determination）

（四）简答题

1. 简单线性回归的应用是什么？

2. 线性回归模型的适用条件是什么？

3. 简单线性回归分析的注意事项是什么？

4. 方差分析法中把数据总的平方和分解成两部分的意义是什么？

5. 剩余标准差的意义和用途是什么？

6. 直线相关与回归的区别和联系是什么？

（五）计算分析题

1. 某医生欲了解血清凝血酶浓度（mL）与凝血时间（s）之间的关系，随机选取 15 名健康成人，测得他们的凝血酶浓度（mL）与凝血时间（s），数据如表 12.1 所示：

表 12.1　15 名健康成人血清凝血酶浓度与凝血时间测定结果

编　号	1	2	3	4	5	6	7	8	9	10	11	12	13	14	15
凝血酶浓度（mL）	1.1	1.2	1.0	0.9	1.2	1.1	0.9	0.6	1.0	0.9	1.1	0.9	1.1	1.0	0.7
凝血时间（s）	14	13	15	15	13	14	16	17	14	16	15	16	14	15	17

（1）试建立直线回归方程；

（2）对直线回归方程的显著性进行 F 检验；

（3）对回归系数 b 的显著性进行 t 检验。

2. 某医师收集了婴儿出生体重（x，10 g）和双顶径（y，mm）数据，具体如表 12.2 所示：

表 12.2　婴儿出生体重和双顶径的关系

编　号	1	2	3	4	5	6	7	8	9	10	11	12
x（10 g）	273	299	226	315	294	260	383	273	234	329	302	357
y（mm）	94	98	81	99	93	87	114	93	81	98	97	101

（1）绘制散点图；

（2）两者有无直线关系？

（3）两者的数量关系如何？

3. 某课题组测量了 16 名 18～22 岁男大学生的肺活量与身高,结果如表 12.3 所示：

表 12.3　16 名 18～22 岁男大学生肺活量与身高资料

编　号	身　高(m)	肺活量(L)
1	1.742	4.650
2	1.718	4.278
3	1.714	4.420
4	1.712	4.379
5	1.720	4.365
6	1.704	4.222
7	1.709	3.973
8	1.729	4.290
9	1.708	4.022
10	1.698	4.077
11	1.714	4.318
12	1.674	4.039
13	1.683	3.850
14	1.670	3.625
15	1.679	3.874
16	1.692	3.911

（1）试建立直线回归方程；

（2）对直线回归方程的显著性进行 F 检验；

（3）对回归系数 b 的显著性进行 t 检验。

4. 某单位研究代乳粉营养价值时,用大白鼠做实验,得到大白鼠进食量和体重增加的数据,如表 12.4 所示：

表 12.4　8 只大白鼠的进食量和体重增加量

鼠 号	1	2	3	4	5	6	7	8
进食量(g)	800	780	720	867	690	787	934	750
体重增加量(g)	185	158	130	180	134	167	186	133

（1）此资料有无可疑的异常点？

（2）求直线回归方程并对回归系数做假设检验。

（3）试估计进食量为 900 g 时,大白鼠的体重平均增加多少？计算其 95% 的可信区间,并说明其含义。

（4）求进食量为 900 g 时,个体 y 值的 95% 容许区间,并解释其意义。

三、参 考 答 案

（一）选择题

1～5 CCCBD　6～10 BCCDD　11～15 CCBDB　16～20 BCCBB
21～25 CCADD

（二）填空题

1. $\hat{y} = a + bx$

2. 数量上的依存关系

3. 回归方程;截距;回归系数

4. 各散点到回归直线的纵向距离平方和为最小

5. 表示当 x 改变一个单位时,y 平均变化 b 个单位

6. $SS_{回归}$;$SS_{残差}$

7. 线性、独立性、正态性、方差齐性

（三）名词解释

1. 因变量（dependent variable）:又称应变量,指的是如果变量间存在依存变化,则依赖于其他变量的变化而变化的变量。

2．自变量（independent variable）：引起因变量变化的变量。

3．线性回归（linear regression）：又称简单回归，是用直线回归方程来描述两个连续型变量 x 与 y 之间数量依存关系的一种统计分析方法。

4．回归系数（regression coefficient）：即回归直线的斜率，表示当 x 改变一个单位时，y 平均变化 b 个单位。

5．最小二乘法（least square method）：直线回归方程计算的依据，即各散点到回归直线的纵向距离平方和为最小。

6．决定系数（coefficient of determination）：r 的平方，其计算公式为 $r^2 = \dfrac{l_{xy}^2}{l_{xx} \cdot l_{yy}} = \dfrac{\frac{l_{xy}^2}{l_{xx}}}{l_{yy}} = \dfrac{SS_回}{SS_总}$，表示由 x 与 y 的直线关系导致的 y 的变异 $SS_回$ 在总变异 $SS_总$ 中所占的比重，即回归效果的好坏。

（四）简答题

1．答案要点：

（1）描述两变量间的数量依存关系。

（2）利用回归方程进行预测。

（3）利用回归方程进行统计控制。

2．答案要点：

（1）线性。

（2）独立性。

（3）正态性。

（4）等方差性。

3．答案要点：

（1）Y 服从正态分布，X 为可以精确测量或严格控制的因素。

（2）做回归分析时要有实际意义，不能把毫无关联的两事物或现象进行回归分析。

（3）在进行回归分析前，应绘制散点图，且注意是否有异常点及其产生原因。

（4）回归方程适用范围一般以自变量 X 实际取值范围为限，不能任意外推。

4．答案要点：

（1）$SS_回$ 反映了在 y 的总变异中可以用 x 解释的部分，即回归作用部分，$SS_回$ 越大，说明回归效果越好。

（2）$SS_剩$ 表示随机误差。

5. 答案要点:剩余标准差 S_E,也称均方差。在线性回归分析中,真实值和估计值之间的差称为残差(或者剩余量),即所有预测值的残差平方和(或者剩余平方和)。而剩余标准差就是剩余平方和的开平方,用来表示估计值的精度用以反映数据的离散化程度,主要在回归分析中的分布回归分析中作为变量引入和剔出的标准。

6. 答案要点:

区别:(1) 相关关系说明两变量间的相互关系,无自变量与应变量之分。回归说明两变量的从属关系,应变量随自变量的变化而变化。

(2) 相关表明两变量间关系的方向和密切程度。回归则用函数方程表达应变量随自变量变化的数量关系。

(3) 在资料要求上,相关分析要求两变量均为随机变量,并服从双变量正态分布。回归分析只要求应变量服从正态分布,而自变量可以是正态分布的随机变量,也可以是人为控制的变量,如人为确定的处理剂量、测定时间等。

联系:(1) 对能进行相关分析的同一组数据,计算出的相关系数和回归系数的符号相同。

(2) 同一资料 r 和 b 的假设检验等价,即 r 和 b 的假设检验结论相同,即 $t_r = t_b = \sqrt{F}$。可以用 r 的假设检验代替 b 的假设检验。

(3) 可以用回归解释相关: $r^2 = \dfrac{SS_回}{SS_总}$。

(五) 计算分析题

略。

(丁书姝)

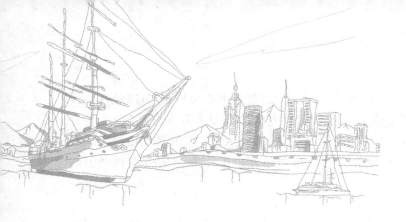

第十三章 多重线性回归与相关

一、学习目的与要求

掌 握

1. 多重线性回归分析的概念：多重线性回归、残差、偏回归系数、标准化回归系数、决定系数、复相关系数及偏相关系数。

2. 多重线性回归分析的参数估计及标准偏回归系的计算。

3. 多重线性回归分析的假设检验：整体回归效应的假设检验、偏回归系数的 t 检验。

4. 多重线性回归分析的自变量筛选：自变量筛选的常用方法与检验水准。

5. 多重线性回归分析的用途及其模型应用的前提条件。

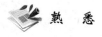

熟 悉

常用统计软件进行多重线性回归分析的方法：数据准备、操作步骤和结果输出。

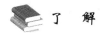 了　解

多重共线性的含义、通径分析中的直接效应与间接效应。

 学习的重点与难点

1. 学习重点：多重线性回归分析的参数估计及假设检验。
2. 学习难点：多重线性回归分析的自变量筛选的常用方法。

二、复习思考题

（一）选择题

1. 在疾病发生危险因素的研究中，采用多变量回归分析的主要目的是（　　）。
   - A. 节省样本
   - B. 提高研究效率
   - C. 克服共线性的影响
   - D. 减少混杂的影响
2. 可用来对多重线性回归方程进行检验的是（　　）。
   - A. 卡方检验
   - B. 方差分析
   - C. 秩和检验
   - D. z 检验
3. 多重线性回归分析中，若降低入选的 F 界值，则进入方程的变量一般会（　　）。
   - A. 增大
   - B. 减少
   - C. 不变
   - D. 可增多，也可减少
4. 在样本量为 n，自变量个数为 4 的线性回归方程的加成检验中，回归变异和剩余变异的自由度分别为（　　）。
   - A. 3 和 $n-5$
   - B. 4 和 $n-4$
   - C. 4 和 $n-3$
   - D. 4 和 $n-5$
5. 多重线性回归分析中，反映回归平方和在应变量 Y 的总离均差平方和中所占比重的统计量是（　　）。
   - A. 简单相关系数
   - B. 复相关系数
   - C. 偏回归系数
   - D. 决定系数 R^2

6. 对同一资料做多重线性回归分析时,若比较两个不同性质自变量对因变量的贡献,应选用的指标是（　　）。

   A. 决定系数　　　　　　　　　　　　B. 相关系数

   C. 偏回归系数　　　　　　　　　　　D. 标准化偏回归系数

7. 多重线性回归分析,对回归方程做方差分析,检验统计量 F 值代表的是（　　）。

   A. 所有自变量与应变量间是否存在线性回归关系

   B. 部分自变量与应变量间是否存在线性回归关系

   C. 自变量与应变量间存在的线性回归关系是否强

   D. 自变量之间是否存在共线性

8. 在多元线性回归分析中,若对某个自变量的值都乘以一个常数 $C(C \neq 0)$,则（　　）。

   A. 偏回归系数不变、标准回归系数改变

   B. 偏回归系数改变、标准回归系数不变

   C. 偏回归系数与标准回归系数均不改变

   D. 偏回归系数与标准回归系数均改变

9. 在多重线性回归分析中,若对某个自变量的值都减小一个相同的常数 $C(C \neq 0)$,则偏回归系数（　　）。

   A. 不变　　　　　　　　　　　　　　B. 减小相应常数 C

   C. 增加相应常数 C　　　　　　　　D. 增加但增加数值不定

10. 多重线性回归中,若自变量的计量单位发生改变,则（　　）。

    A. 偏回归系数改变　　　　　　　　　B. 标准化回归系数改变

    C. 两者都改变　　　　　　　　　　　D. 两者都不改变

11. 多重线性回归方程的假设检验,其零假设 H_0 是（　　）。

    A. $\beta_1 = \beta_2 = \cdots = \beta_p$　　　　　　B. 各 β_i 不等于或不全等于 0

    C. $\beta_1 = \beta_2 = \cdots = \beta_p = 0$　　　D. $b_1 = b_2 = \cdots = b_p = 0$

12. 若要得到残差平方和最小的回归方程,最好选用（　　）。

    A. 前进法　　　　　　　　　　　　　B. 后退法

    C. 全局选择法　　　　　　　　　　　D. 逐步回归法

13. 多重线性回归中要全面地考虑各因素的交互作用,最好选用（　　）。

    A. 前进法　　　　　　　　　　　　　B. 后退法

    C. 全局选择法　　　　　　　　　　　D. 逐步回归法

14. 多重线性回归的应变量是（　　）。

A. 连续型变量

B. 分类变量

C. 不要求资料类型

D. 既可以是连续型,也可以是分类变量

15. 以下哪个指标越小说明线性回归方程的估计精度越高?(　　)

  A. 决定系数   B. 调整决定系数

  C. 剩余标准差   D. 复相关系数

16. 分析年龄、吸烟及饮食习惯对血清胆固醇的影响,可采用(　　)。

  A. 多重线性回归分析   B. 聚类分析

  C. Logistic 回归分析   D. COX 回归分析

17. 为研究一组因素 $X_1, X_2, \cdots, X_i$ 对血红蛋白含量的影响,考察的影响因素有年龄,体重,体内重金属含量,问这种资料最适合选择哪种统计方法?(　　)

  A. Logistic 回归分析   B. 聚类分析

  C. 多重线性回归分析   D. COX 回归分析

(二) 多项选择题

1. 若 $Y = b_0 + b_1 X_1 + b_2 X_2$,对回归模型进行总体显著性检验,如果检验结果总体线性关系有统计学意义,则有(　　)。

  A. $\beta_1 = \beta_2 = 0$ B. $\beta_1 \neq 0, \beta_2 = 0$

  C. $\beta_1 = 0, \beta_2 \neq 0$ D. $\beta_1 \neq 0, \beta_2 \neq 0$

2. 回归变差(或回归平方和)是指(　　)。

  A. 被解释变量的实际值与平均值的离差平方和

  B. 被解释变量的回归值与平均值的离差平方和

  C. 被解释变量的总变差与剩余变差之差

  D. 解释变量变动所引起的被解释变量的变差

3. 剩余变差是指(　　)。

  A. 随机因素影响所引起的被解释变量的变差

  B. 被解释变量的实际值与回归值的离差平方和

  C. 被解释变量的变差中,回归方程不能做出解释的部分

  D. 被解释变量的总变差与回归平方和之差

(三) 判断题

1. 偏回归系数的 t 检验是用来判断其对应的那个自变量对回归是否有贡献。（　　）

2. 基于调整的决定系数对回归方程进行拟合优度的假设检验，等价于对整体回归效应的方差分析。（　　）

3. Y 与其回归估计值 $\hat{y}$ 的简单相关系数也等于复相关系数。（　　）

4. 复相关系数的取值范围是 $-1 \sim 1$。（　　）

5. 复相关系数用以反映线性回归模型能在多大程度上解释因变量 y 的变异。（　　）

6. 在多重线性回归分析中，偏回归系数与标准化的偏回归系数都是无单位的。（　　）

7. 在多重线性回归分析中，用剩余标准差与调整的决定系数来选择方程时，其结果是不一样的。（　　）

8. 在多重线性回归分析中，调整决定系数越大表明数据越好地拟合了所选的线性回归模型。（　　）

9. 在多重线性回归分析中，决定系数与调整决定系数一样，随着模型中自变量个数的增加，它们都增大。（　　）

10. 多重线性回归通常采用最小二乘法来估计未知参数。（　　）

(四) 名词解释

1. 多重线性回归（multiple linear regression）
2. 偏回归系数（partial regression coefficient）
3. 决定系数（coefficient of determination）

(五) 简答题

1. 自变量筛选的常用方法有哪些？
2. 多重线性回归分析的前提条件及对变量的要求是什么？
3. 多重线性回归的应用范围。

(六) 计算分析题

1. 为研究和预测人体代谢效率,测试了 26 名健康成年男性的 6 个指标:代谢效率、年龄、体重、静息心率以及运动时的最高心率,数据见表 13.1,试对成年男性代谢效率的有关因素做多重线性回归分析。

表 13.1　成年男性代谢效率及其影响因素的测定结果

编　号	代谢效率 Y（%）	年龄 X_1（岁）	体重 X_2（kg）	静息心率 X_3（次/分）	运动时的最高心率 X_4（次/分）
1	44.61	44	89.47	62	182
2	45.31	40	75.07	62	185
3	54.30	44	85.84	45	168
4	59.57	42	68.15	40	172
5	49.87	38	89.02	55	180
6	45.68	40	75.98	70	180
7	49.09	43	81.19	64	170
8	44.81	47	77.98	58	176
9	39.44	44	81.42	63	176
10	60.06	38	81.87	48	186
11	50.54	44	73.03	45	168
12	37.39	45	87.66	56	192
13	44.75	45	66.45	51	176
14	42.27	47	79.15	47	164
15	51.86	54	83.12	50	170
16	49.16	49	81.42	44	185
17	40.84	51	69.63	57	172
18	46.77	48	91.63	48	164
19	50.39	49	73.37	67	168
20	39.41	57	73.37	58	176
21	46.08	54	79.38	62	165
22	45.44	56	76.32	48	166
23	54.63	50	70.87	48	155
24	45.12	51	67.25	48	172
25	39.20	54	91.63	44	172
26	45.79	51	73.71	59	188

2. 研究认为血清中低密度脂蛋白升高是诱发动脉粥样硬化的一个重要危险因素,现对 30 名门诊动脉粥样硬化患者血清的载脂蛋白 AI、载脂蛋白 B、载脂蛋白 E、载脂蛋白 C 及低密度脂蛋白的浓度进行测定,试根据表 13.2 所示数据建立低密度脂蛋白的多重线性回归分析。

表 13.2　血清中低密度脂蛋白和四种载脂蛋白的测定结果(mg/dL)

编　号	载脂蛋白 AI X_1	载脂蛋白 B X_2	载脂蛋白 E X_3	载脂蛋白 C X_4	低密度脂蛋白 Y
1	173	106	7.0	14.7	137
2	139	132	6.4	17.8	162
3	198	112	6.9	16.7	134
4	118	138	7.1	15.7	188
5	139	94	8.6	13.6	138
6	175	160	12.1	20.3	215
7	131	154	11.2	21.5	171
8	158	141	9.7	29.6	148
9	158	137	7.4	18.2	197
10	132	151	7.5	17.2	113
11	162	110	6.0	15.9	145
12	144	113	10.1	42.8	81
13	162	137	7.2	20.7	185
14	169	129	8.5	16.7	157
15	129	138	6.3	10.1	197
16	166	148	11.5	33.4	156
17	185	118	6.0	17.5	156
18	155	121	6.1	20.4	154
19	175	111	4.1	27.2	144
20	136	110	9.4	26.0	90
21	153	133	8.5	16.9	215
22	110	149	9.5	24.7	184
23	160	86	5.3	10.8	118

　　　医学统计学学习指导

编　号	载脂蛋白 AI X_1	载脂蛋白 B X_2	载脂蛋白 E X_3	载脂蛋白 C X_4	低密度脂蛋白 Y
24	112	123	8.0	16.6	127
25	147	110	8.5	18.4	137
26	204	122	6.1	21.0	126
27	131	102	6.6	13.4	130
28	170	127	8.4	24.7	135
29	173	123	8.7	19.0	188
30	132	131	13.8	29.2	122

三、参　考　答　案

（一）单项选择题

1～5 DBADD　6～10 DACAA　11～15 CCBAC　16～17 AC

（二）多项选择题

1. BCD　2. BCD　3. ABCD

（三）判断题

1～5　√×××√　6～10　××√×√

（四）名词解释

1. 多重线性回归（multiple linear regression）：是研究一个应变量和多个自变量之间线性关系的统计分析方法，简称多重回归。

2. 偏回归系数（partial regression coefficient）：β_i（$i=1,2,\cdots,m$）表示在其他自变量固定的条件下，x_i 每增加或减少一个单位时 y 的平均变化量，y 变化的方

向由 β_i 的符号决定。

3. 决定系数(coefficient of determination):又称复决定系数,用来说明 m 个自变量($x_1, x_2, \cdots, x_m$)能解释 y 变异的比重,其值越接近 1,y 的变异由 m 个自变量解释的部分越多,回归方程对数据的拟合程度越高。

(五) 简答题

1. 答案要点:

(1) 全局择优法,适用于自变量个数不太多的情况。

(2) 前向选择。

(3) 后向选择。

(4) 逐步选择。

对于前向、后向及逐步选择方法在应用上的困难在于对临界 $F_{in} < F_{out}$ 值的选择,F_{in} 和 F_{out} 过小,最后所得到的方程包含较多自变量;反之,则包含变量较少,从实际应用上看,逐步选择方法应用较多。

2. 答案要点:

(1) 多重线性回归分析的前提条件:线性、独立性、正态性和方差齐性。

(2) 对变量的要求:应变量是连续性变量,服从正态分布,而自变量可以是计量变量也可以是计数变量以及等级变量。

3. 答案要点:

(1) 确定多个自变量与应变量之间的线性关系。

(2) 影响因素分析。

(3) 可用于估计和预测。

(4) 统计估计。

(六) 计算分析题

略。

(梁雅丽)

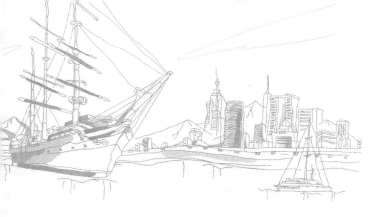

第十四章　Logistic 回归分析

一、学习目的与要求

掌　握

1. 掌握 Logistic 回归模型结构、回归参数意义及其与优势比的关系。
2. 掌握 Logistic 回归的参数估计和假设检验。
3. 掌握 Logistic 回归筛选自变量的方法。
4. 掌握 Logistic 回归的注意事项。

熟　悉

1. 熟悉条件 Logistic 回归与非条件 Logistic 回归的适用条件及应用。
2. 熟悉使用 SPSS 或 SAS 等统计软件进行 Logistic 回归分析的方法,读懂结果输出。

了　解

了解 Logistic 回归参数估计的基本思想。

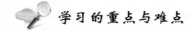 **学习的重点与难点**

1. 学习重点：Logistic 回归的参数估计及假设检验、Logistic 回归的注意事项。

2. 学习难点：Logistic 回归的参数估计及假设检验。

二、复习思考题

（一）选择题

1. 关于 Logistic 回归分析，表述不恰当的是（　　）。

   A. Logistic 回归模型是一种概率型回归模型

   B. 如果某自变量的回归系数为负值，其对应的 *OR* 值小于 1

   C. Logistic 回归模型的自变量不能是数值变量，只能是有序或无序的分类变量

   D. 建立的 Logistic 回归模型可用于判别分析

2. 在多元回归中，若对某个自变量的值都增加一个常数，则相应的偏回归系数（　　）。

   A. 增加相同的常数 　　　　　　　B. 减少相同的常数

   C. 增加但数值不定 　　　　　　　D. 不变

3. 在多元回归中，若对某个自变量的值都乘以一个相同的常数 k，则（　　）。

   A. 该偏回归系数不变

   B. 该偏回归系数变为原来的 $1/k$ 倍

   C. 所有偏回归系数均发生改变

   D. 该偏回归系数改变，但数值不定

4. Logistic 回归按照设计类型可分为（　　）。

   A. 非条件 Logistic 回归 　　　　　B. 条件 Logistic 回归

   C. 二分类 Logistic 回归 　　　　　D. A 和 B

5. 进行 Logistic 回归分析时，若降低进入的 *F* 界值，则进入方程的变量一般会（　　）。

A. 增多   B. 减少

C. 不变   D. 可增多也可减少

（二）填空题

1. Logistic 回归分析要求自变量 Y 为_____资料。

2. Logistic 回归的主要应用有：_____、_____、_____。

3. Logistic 回归假设检验，检验整个模型的常用方法为_____，检验单个回归系数的常用方法为_____。

4. Logistic 回归自变量的筛选方法有：_____、_____、_____。

（三）名词解释

1. Logistic 回归（Logistic regression）

2. 比数比（odds ratio，OR）

（四）简答题

1. Logistic 回归模型中，偏回归系数 β_i 的解释意义是什么？

2. 如何评价和比较 Logistic 回归模型的拟合情况？

3. 非条件 Logistic 回归和条件 Logistic 回归的差异有哪些？

4. Logistic 回归应用中有哪些应注意的问题？

（五）计算分析题

1. 为了探讨冠心病发生的相关危险因素，某研究者将 18 例冠心病病人和 22 例正常人进行病例对照研究。自变量为高血压史（X_1，无 = 0、有 = 1）、吸烟（X_2，不吸 = 0、吸 = 1）、高血脂史（X_3，无 = 0、有 = 1）、体重指数（X_4，"<24" = 1、"24～" = 2、"26～" = 3）、年龄（X_5，岁），因变量为是否患冠心病（Y，否 = 0、是 = 1），数据见表 14.1。试用该数据进行 Logistic 回归分析。

表 14.1　冠心病发生的相关危险因素变量表

编　号	X_1	X_2	X_3	X_4	X_5	Y
1	1	0	0	1	63	0
2	0	0	0	1	46	0
3	1	1	0	1	52	0

编　号	X_1	X_2	X_3	X_4	X_5	Y
4	0	1	0	1	49	0
5	0	1	0	1	59	0
6	0	1	0	2	61	0
7	0	0	0	1	52	0
8	0	1	1	1	68	0
9	0	0	0	1	48	0
10	0	1	0	1	42	0
11	0	0	0	1	43	0
12	0	0	0	2	38	0
13	1	1	0	1	68	0
14	0	1	0	1	60	0
15	0	1	0	3	41	0
16	0	1	0	1	47	0
17	0	1	0	1	43	0
18	1	1	1	1	63	0
19	0	0	0	1	49	0
20	0	1	1	1	50	0
21	1	0	1	3	46	0
22	1	0	1	2	53	0
23	1	1	0	2	50	1
24	0	1	1	2	62	1
25	0	1	1	1	50	1
26	0	1	0	1	48	1
27	0	0	1	1	49	1
28	0	1	0	1	46	1
29	1	1	1	1	51	1
30	1	1	1	1	60	1

编 号	X_1	X_2	X_3	X_4	X_5	Y
31	1	1	1	1	62	1
32	0	0	0	1	63	1
33	1	1	1	2	52	1
34	1	1	0	2	58	1
35	1	1	0	1	57	1
36	1	1	1	2	59	1
37	0	1	1	3	71	1
38	1	1	1	3	62	1
39	1	1	1	3	68	1
40	0	1	1	1	56	1

（1）采用逐步法进行分析，写出 Logistic 回归方程。

（2）回归方程的拟合优度如何评价？

（3）哪些变量是冠心病的相关危险因素？它们的危险强度有多大？

三、参 考 答 案

（一）单选题

1~5 CDBDA

（二）填空题

1. 分类变量

2. 校正混杂因素；筛选危险因素；预测和判别

3. 似然比检验；Wald 检验

4. 前进法；后退法；逐步法

(三) 名词解释

1. Logistic 回归(Logistic regression)：Logistic 回归属于概率型非线性回归，可用来分析分类事件发生的概率与自变量之间的关系。适用于分析应变量为分类值的资料，特别适用于应变量为二项分类的情形。模型中的自变量可以是定性离散值，也可以是计量观测值。

2. 比数比(odds ratio，OR)：Logistic 回归模型中，两个观察对象的发病概率比数的比值称为比数比。其大小反映了不同暴露水平下，个体发病的相对危险程度。

(四) 简答题

1. 答案要点：Logistic 回归模型中，偏回归系数 β_i 的解释意义是：β_i 的流行病学意义是在其他自变量固定不变的情况下，自变量 X_i 的暴露水平每改变一个测量单位时，所引起的比数比的自然对数改变量。或者说，在其他自变量固定不变的情况下，当自变量 X_i 的水平每增加一个测量单位时，所引起的比数比为增加前的 e^{β_i} 倍。

2. 答案要点：评价和比较 Logistic 回归模型的拟合情况包括：建立模型并进行假设检验并不表明模型拟合的效果如何，评价模型的拟合效果需要做适合度检验。评价拟合优度的指标主要有 Pearson χ^2、偏差(deviance)等。

3. 答案要点：非条件 Logistic 回归和条件 Logistic 回归的差异有：根据研究设计的类型，Logistic 回归分为成组设计的非条件 Logistic 回归和配对设计的条件 Logistic 回归。非条件 Logistic 回归模型有完整的常数项和各危险因素的回归系数，因此可以用作预测模型。Logistic 回归系数可以方便地转换为优势比，用来描述疾病与暴露因素的关系。条件 Logistic 回归模型没有常数项，不能直接用于预测。

4. 答案要点：Logistic 回归应用中应注意：
(1) 个体间的独立性。
(2) 足够的样本量。
(3) 变量的赋值。
(4) 模型评价。
(5) 标准化回归系数。

(五) 计算分析题

略。

(李　杰)

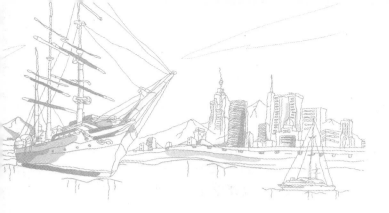

第十五章 生存分析

一、学习目的与要求

掌 握

1. 生存分析的基本概念,如生存时间、生存率和中位生存期。
2. 生存曲线的特点及解释。
3. Cox 模型回归系数与 RR 的关系。

熟 悉

1. 单因素生存曲线估计的 Kaplan-Meier 法。
2. 生存率的区间估计。
3. 单因素生存曲线比较的 log-rank 检验。

了 解

1. 生存曲线估计的寿命表法。
2. Cox 模型的概念及应用。

1. 学习重点：假设检验的基本思想；生存分析的基本概念，如生存时间、生存率和中位生存期。

2. 学习难点：根据不同资料类型选择合适的假设检验方法、生存曲线的估计。

二、复习思考题

(一) 选择题

1. 下列有关生存时间的定义表述不正确的是(　　)。

   A. 流行病学研究中，从开始接触某危险因素至某病所经历的时间

   B. 乳腺增生症妇女药物治疗或理疗后阳性体征消失至首次复发的时间

   C. 肺癌患者从手术治疗开始到死亡的时间

   D. 一个人实际存活的时间

2. 观察一组急性白血病患者的治疗效果，终点事件是缓解(完全缓解或部分缓解)，则删失定义为(　　)。

   A. 缓解　　　　　　　　　　　　　B. 未缓解

   C. 失访　　　　　　　　　　　　　D. B、C 均是

3. 下列有关生存率估计的乘积极限法描述不正确的是(　　)。

   A. 乘积限法即 Kaplan-Meier 法

   B. 乘积限法适用于小样本未分组资料

   C. 乘积限法适用于大样本未分组资料

   D. 乘积限法适用于大样本分组资料

4. 下列有关生存概率与生存率的描述不正确的是(　　)。

   A. 生存概率等于生存率

   B. 三年生存率指观察对象活满三年的可能性

   C. 年生存概率指年初尚存人口活满一年的可能性

   D. 生存率即累积生存概率

5. 下列有关 log-rank 检验的描述不正确的是(　　)。

A. log-rank 检验是各组生存率的整体比较

B. log-rank 检验是各个时间点的各组生存率的比较

C. log-rank 检验近似法较精确法保守

D. log-rank 检验中,各组实际死亡数之和必等于理论死亡数之和

6. 生存分析的效应变量是( )。

A. 正态和方差齐性的   B. 生存时间和结局变量

C. 生存时间   D. 结局变量

7. 随访资料作生存分析的条件为( )。

A. 有一定的例数   B. 有一定的死亡数

C. 死亡比例不能过小   D. 自变量取值不随时间变化

8. 生存分析中的生存时间为( )。

A. 出院至失访的时间   B. 手术至失访的时间

C. 观察开始至终止的时间   D. 观察开始至失访的时间

9. Cox 回归的自变量( )。

A. 必须服从正态分布且方差齐性   B. 必须是计量资料

C. 可以是计量资料或分类资料   D. 可以是二分类或等级资料

10. 关于膀胱癌化疗的随访资料作生存分析,可当作截尾值处理的是( )。

A. 死于膀胱癌   B. 死于意外伤害

C. 死于其他肿瘤   D. B、C 都是

(二) 填空题

1. 观察一组急性白血病患者经药物诱导缓解后的缓解时间,终点事件是_____。

2. 生存率估计的非参数方法包括_____和_____。

3. 估计中位生存期可用_____或_____。

4. 生存率组间比较常用的方法是_____。

(三) 名词解释

1. 生存分析(survival analysis)

2. 生存概率(probability of survival)

3. 生存率(survival rate)

4. 生存曲线(survival curve)

5. 生存时间(survival time)

（四）简答题

1. 生存分析的主要用途及其统计学方法有哪些？
2. 一个完整的生存资料应包括哪些内容？基本要求是什么？
3. Cox 回归与 logistic 回归都有可能用于临床研究中的预后分析，二者的主要区别有哪些？

（五）计算分析题

1. 手术治疗 100 例食管癌患者，术后 1，2，3 年的死亡数分别为 10，20，30，若无截尾数据，试求各年生存概率及逐年生存率。
2. 某医师收集 20 例脑瘤患者甲、乙两种疗治疗的生存时间（周）。资料如下：

甲疗法组：$1,3,3,7,10,15,15,23,30$

乙疗法组：$5,7^+,13,13,23,30,30^+,38,42,42,45^+$

（1）试估计两种疗法组的生存率，并做生存曲线。
（2）比较两种疗法的生存率有无差别。

三、参 考 答 案

（一）选择题

1～5 DDDAB　6～10 BBCCD

（二）填空题

1. 缓解（完全缓解或部分缓解）
2. 乘积极限法；寿命表法
3. 图解法；线性内插法
4. log-rank 检验

（三）名词解释

1. 生存分析（survival analysis）：是将观察结局和出现这一结局所经历的时间

结合起来分析的一种统计分析方法,其主要特点是考虑了每个研究对象出现某一结局所经历的时间长短。

2. 生存概率(probability of survival):某单位时段开始时存活的个体到该时段结束时仍存活的可能性。如年生存概率表示年初尚存人口存活满一年的可能性。

$$P = \frac{某年活满一年人数}{某年年初尚存活人数}$$

3. 生存率(survival rate):指 0 时刻存活的个体在 t 时刻仍存活的概率,$0 \leqslant S(t) \leqslant 1$。

4. 生存曲线(survival curve):以生存时间为横轴,生存率为纵轴,将各个时间点所对应的生存率连接在一起的曲线图称为生存曲线。

5. 生存时间(survival time):又称失效时间,指终点事件与起始事件之间的时间间隔。

(四) 简答题

1. 答案要点:生存分析在生物医学领域主要解决如下问题:

(1) 估计:即根据一组生存数据估计它们所来自的总体的生存率及其他一些有关指标。如根据白血病化疗后的缓解时间资料,估计不同时间的缓解率、缓解率曲线以及半数生存期。估计生存率常用寿命表法和 Kaplan-Meier 法。

(2) 比较:即比较不同受试对象生存数据的相应指标是否有差别。最常见的是比较各组的生存率是否有差别,如比较不同方案治疗白血病的缓解率曲线,以了解哪种治疗方案较优。生存曲线比较常用 log-rank 检验和 Breslow 检验。

(3) 影响因素分析:其目的是为了研究影响生存时间长短的因素,或在排除一些因素影响的情况下,研究某个或某些因素对生存率的影响。例如,为改善白血病患者的预后,应了解影响患者预后的主要因素,包括患者的年龄、病程、白细胞数、化疗方案等。影响因素分析常用 Cox 回归法。

(4) 生存预测:具有不同因素水平的个体生存预测估计,如根据白血病患者的年龄、病程、白细胞数等预测该患者年(月)生存率。生存预测常用 Cox 回归法。

2. 答案要点:

(1) 每个观察对象的开始随访时间,如入院时间、确诊时间等。

(2) 随访结局以及终止随访时间,如以死亡为终点事件,随访结局可能有以下几种情况:死亡、失访、死于其他原因、随访结束时观察对象仍然存活。

(3) 可能影响生存的有关因素,如患者的年龄、性别、病程、病情、癌症分期等。

生存分析对资料的基本要求：

（1）样本由随机抽样方法获得，要有一定的数量，死亡例数和比例不能太少。

（2）完整数据所占的比例不能太少，即截尾值不宜太多。

（3）截尾值出现的原因无偏性，为防止偏性常常对被截尾的研究对象的年龄、职业、地区、病情轻重等情况进行分析。

（4）生存时间尽可能精确。

（5）缺项要尽量补齐。

3. 答案要点：Logistic 回归模型可以做多因素预后分析，控制混杂因素效应，并可进行相对危险度估计，但不能处理随访中常见的删失数据。另外，Logistic 回归模型仅考虑随访结局（生存或死亡、有效或无效），而未考虑出现该结局的时间长短。Cox 比例风险回归模型的效应变量是生存时间和生存结局，它不仅可以从事件结局的好坏，而且可以从发生事件的时间长短进行分析比较，因而 Cox 回归有 Logistic 回归模型的所有优点，并可以处理删失数据，能够更全面地做预后分析。但当失访较少或结局事件发生较少时，宜用 Logistic 回归分析。

（五）计算分析题

略。

（常微微）

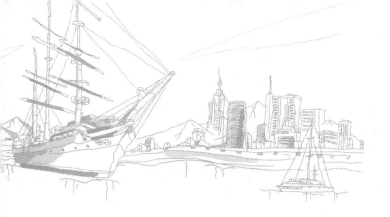

第十六章　调查研究设计

一、学习目的与要求

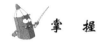

掌　握

1. 随机抽样的各种抽样方法。
2. 每种抽样方法抽样误差的大小。

熟　悉

1. 样本含量的影响因素。
2. 调查表的考评。

了　解

样本含量的计算方法。

学习的重点与难点

1. 学习重点:随机抽样的各种抽样方法。
2. 学习难点:每种抽样方法抽样误差的大小。

二、复习思考题

(一) 选择题

1. 估计样本含量时的容许误差是指( )。
    A. 测量误差
    B. 系统误差
    C. 样本统计量值之差
    D. 样本统计量和所估计的总体参数值之差

2. 分层抽样要求把总体分层,为了减少抽样误差,要求( )。
    A. 层内个体差异小,层间差异大
    B. 层内个体差异小,层间差异小
    C. 层内个体差异大,层间差异小
    D. 层内个体差异大,层间差异大

3. 估计样本含量时,所定容许误差越小,则( )。
    A. 所要的样本含量越大   B. 所要的样本含量越小
    C. 不影响样本含量   D. 所定样本含量越准确

4. 估计样本含量有公式计算法和查表法,两者比较( )。
    A. 结果一样
    B. 公式计算法比查表法准确
    C. 查表法比公式计算法准确
    D. 公式计算法所估计样本含量偏大

5. 进行整群抽样时要求( )。
    A. 群间差异越大越好   B. 群间差异越小越好
    C. 各群内差异相同   D. 各群内差异越小越好

6. 四种常用的抽样方法中抽样误差的大小为( )。
    A. 整群抽样≥单纯随机抽样≥系统抽样≥分层抽样
    B. 单纯随机抽样≥整群抽样≥系统抽样≥分层抽样
    C. 整群抽样≥系统抽样≥单纯随机抽样≥分层抽样
    D. 分层抽样≥单纯随机抽样≥系统抽样≥整群抽样

7. 在调查研究中,选择适宜的调查方法主要取决于(　　)。

    A. 工作方便　　　　　　　　　　　　B. 研究的目的和条件

    C. 研究者的主观意愿　　　　　　　　D. 研究对象所能提供的信息

8. 对调查表考评的主要内容是(　　)。

    A. 信度、效度、反应度　　　　　　　B. 信度、效度、可接受性

    C. 效度、灵敏度、特异度　　　　　　D. 信度、灵敏度、特异度

9. 为调查某医科大学本科生对艾滋病知识的掌握情况,根据学生专业不同,
分为公共卫生、临床医学和其他三类,公共卫生专业和临床医学专业分别
随机抽取一个班的学生进入样本,其他专业的学生在编号后随机确定,本
次调查中涉及的基本抽样方法有(　　)。

    A. 系统抽样、单纯随机抽样、分层抽样

    B. 分层抽样、单纯随机抽样、整群抽样

    C. 等距抽样、分层抽样、机械抽样

    D. 机械抽样、单纯随机抽样、整群抽样

10. 双盲的目的是为了(　　)。

    A. 减少试验过程中的随机误差

    B. 防止试验过程中主观因素所造成的偏倚

    C. 增加研究对象的依从性

    D. 防止选择性偏倚

11. 下列哪种情况适用于抽样调查?(　　)

    A. 为发现某病全部病例并提供治疗

    B. 为早期发现癌症患者以降低死亡率

    C. 欲调查的人群人数很少

    D. 欲知道某地一定时间内某病的患病情况

12. 某乡共5 000户约20 000人口,欲抽其1/5的人口进行某病的调查,随机
抽取1户开始,后每隔5户抽取一户,抽到的户,对其成员全部进行调查。
这样抽样方法为(　　)。

    A. 整群抽样　　　　　　　　　　　　B. 单纯随机抽样

    C. 系统抽样　　　　　　　　　　　　D. 分层抽样

13. 关于随机抽样,以下论述正确的是(　　)。

    A. 单纯随机抽样适合大规模的抽样调查

    B. 当学生学号按入学成绩编排时,评价学生成绩的抽样调查可采用系统
       抽样

C. 整群抽样的优点是抽样误差较小

D. 分层抽样可以通过分层控制非研究因素对调查结果的影响

14. 效度考评包括以下哪些部分? (　　　)

A. 内容效度 　　　　　　　　　　B. 结构效度

C. 标准关联效度 　　　　　　　　D. 以上都是

15. 信度考评包括以下哪些内容? (　　　)

A. 重测信度 　　　　　　　　　　B. 分半信度

C. 内部一致信度 　　　　　　　　D. 以上都是

(二) 填空题

1. 调查设计中常用的调查方法可分为＿＿＿＿、＿＿＿＿和＿＿＿＿,其中又以＿＿＿＿调查最为常用。

2. 调查设计的四种基本抽样方法是＿＿＿＿、＿＿＿＿、＿＿＿＿、＿＿＿＿。

3. 问卷的基本结构包括＿＿＿＿、＿＿＿＿、＿＿＿＿、＿＿＿＿、＿＿＿＿。

4. 统计设计的基本原则是＿＿＿＿、＿＿＿＿、＿＿＿＿、＿＿＿＿。

5. 科学实验五法包括＿＿＿＿、＿＿＿＿、＿＿＿＿、＿＿＿＿、＿＿＿＿。

(三) 名词解释

1. 单纯随机抽样(simple random sampling)

2. 整群抽样(cluster sampling)

3. 系统抽样(systematic sampling)

4. 分层抽样(stratified sampling)

5. 效度(validity)

6. 信度(reliability)

(四) 问答题

1. 估计样本例数的意义何在? 需要确定哪些前提条件? 如何进行估算?

2. 试述几种常用的抽样方法及使用的场合。

(五) 计算分析题

1. 根据既往观察,人群接种某预防制剂后,体温高于 37.5 ℃ 的反应率为

10%,今欲推广使用该预防制剂,拟再次证实,要求容许误差在真实反应率的20%以内,$\alpha = 0.05, \beta = 0.10$,问按单纯随机抽样需观察多少人?

2. 据说某民族的正常人平均体温高于37 ℃,为核实这一说法,拟对该民族人口进行抽样调查。如果就总体而言平均高出0.1 ℃便不可忽略,已知正常人的体温标准差约为0.2 ℃,那么,为了将第Ⅰ、Ⅱ类错误的概率 α 和 β 均控制在0.05,试计算单纯随机抽样样本量应该是多大?

3. 在甲、乙两医院的内科分别随机调查了30名住院病人,甲医院中对医疗服务表示满意者有20名,乙医院中表示满意者有23名。经统计检验,尚不能认为两医院内科住院病人的满意率不等。如欲考察两医院内科住院病人的满意率是否相差10%以上,至少应当各调查多少名病人?

三、参 考 答 案

(一) 选择题

1～5 DAABB　6～10 ABBBB　11～15 DCBDD

(二) 填空题

1. 普查;抽样调查;典型调查;抽样调查
2. 简单随机抽样;系统抽样;整群抽样;分层抽样
3. 标题;说明部分;填写指导;调查项目;核查项目
4. 随机;对照;均衡;重复
5. 求同法;求异法;同异并用法;共变法;剩余法

(三) 名词解释

1. 单纯随机抽样(simple random sampling):在总体中以完全随机的方法抽取一部分观察单位组成样本(即每个观察单位有同等概率被选入样本)。

2. 整群抽样(cluster sampling):先将总体划分为 K 个群,每个群包含若干个观察单位,再随机抽取 k 个群,并以被抽取的每个群的全部观察单位组成样本。

3. 系统抽样(systematic sampling):又称等距抽样或机械抽样,按照一定的顺序,机械地每隔若干观察单位抽取一个观察单位组成样本。

4. 分层抽样(stratified sampling):先按照影响观察值变异较大的某种特征将总体分为若干层,再从每层内随机抽取一定数量的观察单位组成样本。

5. 效度(validity):又称准确度,反映调查问卷的有效性和正确性以及问卷测量是否能够真实地反映研究对象信息。

6. 信度(reliability):反映测量结果的稳定性。

(四) 简答题

1. 答案要点:

(1) 估计样本例数的意义:过少的样本含量会使得抽样误差增大,代表性不足,但过量的样本含量也会增加不必要地投入,故而数量适中的样本含量是最佳选择,既能满足代表性要求,又能节省投入。

(2) 需要确定的前提条件:允许误差、总体标准差或总体率、第 I 类错误 α。

(3) 如何进行估算:根据不同的总体(有限或无限)以及不同的抽样方法,计算公式各有不同。

2. 答案要点:

(1) 单纯随机抽样:在总体中以完全随机的方法抽取一部分观察单位组成样本(即每个观察单位有同等概率被选入样本)。适用条件:总体中每个观察单位之间的变异小。

(2) 整群抽样:先将总体划分为 K 个群,每个群包含若干个观察单位,再随机抽取 k 个群,并以被抽取的每个群的全部观察单位组成样本。适用条件:群间差异小,群内差异大。

(3) 系统抽样:又称等距抽样或机械抽样,按照一定的顺序,机械地每隔若干观察单位抽取一个观察单位组成样本。适用条件:总体中个观察单位按一定顺序分布均匀。

(4) 分层抽样:先按照影响观察值变异较大的某种特征将总体分为若干层,再从每层内随机抽取一定数量的观察单位组成样本。适用条件:层间变异大,层内变异小。

(五) 计算分析题

略。

(袁　慧)

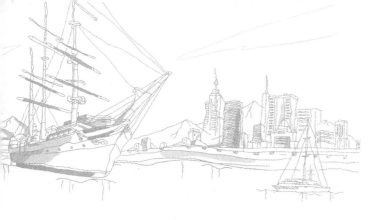

第十七章　实验研究设计

一、学习目的与要求

 掌　握

1. 实验研究的种类。
2. 实验设计的三要素和四原则。

 熟　悉

实验设计的常用方法和临床实验的原则。

 了　解

1. 临床实验的特点。
2. 新药临床实验与评价的内容以及医学伦理原则。

 学习的重点与难点

1. 学习重点：实验设计的基本要素和基本原则。
2. 学习难点：实验设计的基本要素和基本原则、实验设计样本含量估计的影响因素。

二、复习思考题

（一）选择题

1. 在下列研究设计方法中，按临床科研设计论证强度排列，一般认为最强的是（　　）。
   - A. 前瞻性队列研究
   - B. 病例对照研究
   - C. 随机对照研究
   - D. 横断面调查

2. 在选研究方法时应当考虑的因素中，最重要的是（　　）。
   - A. 科研目的
   - B. 可行性
   - C. 样本量
   - D. 创新性

3. 研究对象分组方法设计最重要的指导思想是（　　）。
   - A. 两组研究前的基线状况一致
   - B. 两组研究条件要一致
   - C. 两组分组方法要一致
   - D. 两组研究对象年龄、性别要一致

4. 分层分析可控制（　　）。
   - A. 选择偏倚
   - B. 信息偏倚
   - C. 混杂偏倚
   - D. 信息偏倚和混杂偏倚

5. 在下列研究设计程序中，按临床科研设计，开展科研工作的步骤是（　　）。
   - A. 收集数据、建立假设、科研设计、统计分析、得出结论
   - B. 建立假设、收集数据、科研设计、统计分析、得出结论
   - C. 收集数据、统计分析、建立假设、科研设计、得出结论
   - D. 建立假设、科研设计、收集数据、统计分析、得出结论

6. 研究设计中样本量估计受到一些因素的影响，但不包括（　　）。
   - A. 所选择的研究方法
   - B. 研究周期和可行性
   - C. 测量指标的性质
   - D. 研究对象的变异程度

7. 评价一种新疫苗效果的最佳研究方法是（　　）。
   - A. 随访研究
   - B. 现况研究
   - C. 病例对照研究
   - D. 实验研究

8. 观察性研究和实验研究最根本的区别是(　　　)。

    A. 研究目的   B. 是否采用干预措施

    C. 所需的样本量   D. 研究的效率

9. 下列哪类人群适合作为实验研究的研究对象?(　　　)

    A. 发病率稳定的人群   B. 可以从研究中受益的人群

    C. 依从性很高的人群   D. 患病人群

10. 有关配伍组实验设计的叙述,哪项是不正确的?(　　　)

    A. 可以减少样本量

    B. 可以避免样本变异带来的干扰

    C. 是配对设计的扩展

    D. 既适合单指标的实验,又适合多指标实验

11. 关于随机对照实验的叙述,下列哪项说法是错误的?(　　　)

    A. 研究所需费用较大,难度较高

    B. 存在伦理问题,不是所有研究都能用它加以证实

    C. 随机分组后,研究对象中途不得改用其他治疗或退出研究

    D. 实验对象可能排除了一些复杂病例,不能完全代表发病人群

12. 多因素实验设计方法中,若研究纳入三个因素,且每个因素的水平数相等,可考虑采用(　　　)。

    A. 析因设计   B. 裂区设计

    C. 拉丁方设计   D. 正交设计

13. 交叉实验与自身前后对照的最主要差别是(　　　)。

    A. 是否有基线状况   B. 对照选择不同

    C. 是否减少样本含量   D. 是否采用盲法

14. 关于实验性研究,下列哪项说法最能体现其特性?(　　　)

    A. 研究设计较复杂

    B. 实验对象按入选标准选择,代表性受到影响

    C. 实验对象被动地接受干预措施

    D. 容易受到伦理限制,影响实验结果

15. 有关完全随机设计说法不正确的是(　　　)。

    A. 单因素设计   B. 简单易行

    C. 减少处理组内的误差   D. 可允许个别数据缺失

16. 将两个和多个研究因素的各个水平进行排列组合,交叉分组进行实验的研究设计是(　　　)。

A. 析因设计　　　　　　　　　　　　B. 裂区设计

C. 拉丁方设计　　　　　　　　　　　D. 正交设计

17. 进行医学科研设计,需要考虑的三个基本要素是(　　)。

  A. 受试对象、处理因素和混杂效应

  B. 受试对象、处理因素和实验效应

  C. 混杂因素、处理因素和实验效应

  D. 混杂因素、处理因素和混杂效应

18. 某医生通过连续三次测量取平均值作为该病人的血压,该指标属于(　　)。

A. 定量指标　　　　　　　　　　　　B. 分类指标

C. 计数指标　　　　　　　　　　　　D. 半定量指标

(二) 填空题

1. 实验设计中设置对照组的方法有_____、_____、_____、_____、_____、_____多种形式。

2. 临床科研设计的原则有_____、_____、_____、_____。

3. 临床科研设计的要素是_____、_____、_____。

4. 盲法试验依据施行程度的差异,可以分为_____、_____、_____。

(三) 名词解释

1. 处理因素(study factor，treatment)

2. 受试对象(study subjects)

3. 精密度(precision)

4. 准确度(accuracy)

5. 重复(repetition)

6. 均衡(balance)

(四) 问答题

1. 简述随机化抽样的常用类型以及实施随机化的意义。

2. 实验性研究主要特征有哪些? 为什么 RCT(随机对照实验)设计被认为是其中较好的设计方法?

3. 试述临床随机对照研究的设计要点。

4. 医学科研设计的基本要素有哪些? 在设计它们时需考虑哪些方面?

5. 简述完全随机实验设计的特点。

(五)计算分析题

1. 某研究员长期从事蛇毒研究,他于 2017 年在某市一院、二院、三院给 100 名脑血栓患者服用了蛇毒抗血栓制剂。一个月后,84% 的患者病情有所改善,因此认为蛇毒治疗脑血栓有显著疗效,建议科研处尽快组织专家予以认定。请问:从实验设计方面考虑,该实验研究有无缺陷? 请给出合适的设计方案。

2. 有人设计某杀虫剂对粮食污染的动物实验,观察污染因素对某些指标的影响,效应指标是动物体重:1 组:污染米作饲料;2 组:污染米带糠皮;3 组:非污染米。请问:这样设计的缺陷是什么? 请给出合适的设计方案。

3. 20 世纪 50 年代,临床常用肾上腺素治疗婴儿晶状体后纤维增生症,治愈率为 75%,治疗前后比较差别显著,但后来证实此病与高氧环境有关,不做治疗也可康复。请问:应如何进行实验设计才具有可比性?

4. 某学生在某次实验中给一只家兔服用麻古 100 g,该兔子半小时后死亡;给另一只家兔服用同样剂量的药物,该兔子在 24 小时之后仍然活泼如常。因此,为进一步研究麻古致死的影响因素,请结合科研设计的要素,试分析设计过程并考虑应该如何设计该实验?(以血药浓度为观察指标)

5. 欲比较 A、B 两种方案对治疗肿瘤的效果,考虑到性别、实体肿瘤块大小和形状(大、中、小)等混杂因素,问应如何进行分组以满足实验设计原则?

6. 某研究员给 36 只兔子喂食糖水进行动物牙周炎造模,一个月后,牙周炎模型成功。将 36 只兔子随机分为三组,分别为不用药组、用甲药组、用复合药组;另选 12 只无牙周炎兔子做空白对照,其效果见表 17.1。

表 17.1　兔子喂食糖水牙周炎造模实验

	空白组	不用药组	用甲药组	复合药组
观察 0 天	3 只	3 只	3 只	3 只
观察 7 天	3 只	3 只	3 只	3 只
观察 14 天	3 只	3 只	3 只	3 只
观察 21 天	3 只	3 只	3 只	3 只

据此结果判断:不用药组、用甲药组、复合药组对牙龈的保护作用有无差异(效应指标是牙龈指数)。问此设计有无缺陷,应如何改正?

三、参考答案

（一）选择题

1～5 CAACD　6～10 BDBCB　11～15 CCBCC　16～18 ABA

（二）填空题

1. 标准对照；安慰剂对照；自身对照；空白对照；历史对照；相互对照
2. 随机化原则；对照原则；重复原则；均衡原则
3. 处理因素；受试对象；实验效应
4. 单盲法；双盲法；三盲法

（三）名词解释

1. 处理因素（study factor，treatment）：根据研究目的，研究者施加于实验对象并能引起直接或间接效应的因素。
2. 受试对象（study subjects）：是处理因素的客体，根据研究目的确定的研究对象。
3. 精密度（precision）：是指重复测量或观察时，观察值与其平均值的接近程度，说明随机误差的大小。
4. 准确度（accuracy）：是指观察值与真实值的接近程度，说明观察有无系统误差。
5. 重复（repetition）：是指研究样本要有一定的数量，即在保证研究结果具有一定可靠性的条件下，确定最少的样本例数。
6. 均衡（balance）：又称齐同对比原则，指实验组和对照组或各实验组之间，除处理因素外，其他一切条件应尽可能相同或一致。

（四）简答题

1. 答案要点：
(1) 单纯随机抽样特点：最简单、最基本的抽样方法。

（2）系统抽样特点：事先不需要知道总体内的单位数；在人群现场易进行；分布均匀，代表性好。

（3）分层抽样特点：抽样前把总体按某些特征分层，使得层内个体差异越小越好；抽样误差较小；代表性最好。

（4）整群抽样特点：易于组织、实施方便，可节省人力、物力；抽样误差大；样本大。

（5）多级抽样特点：适用于大型流行病学调查。

2．答案要点：

（1）特征：受试对象的选择、处理因素的选择、临床实验效果评价。

（2）优点：① 随机对照可防止干扰因素的影响，维持两组间基本情况的相对一致性，从而保证了研究结果的可比性；② 随机对照，盲法治疗和分析，其结果与结论更为客观可信；③ 研究对象有一定诊断标准，又具有标准化的防治研究措施和评价结果的客观标准，保证实验的可重复性；④ 盲法实验可使偏倚降低到最低程度；⑤ 统计学分析在随机对照的基础上，有更强的说服力。

3．答案要点：

（1）明确研究目的。

（2）确定研究对象。

（3）选择研究现场。

（4）估计样本量。

（5）确定试验的观察期限。

（6）随机化分组

（7）设立对照。

（8）盲法。

（9）资料分析。

4．答案要点：医学科研设计的三个基本要素是：

（1）受试（观察）对象（subject）：受试对象的选择、受试对象的条件、受试对象的纯化、受试对象影响因素的控制、受试对象的依从性。

（2）处理（暴露）因素（factor）：处理因素的数目和水平、处理因素的标准化、分清处理因素和非处理因素。

（3）实验效应（effect）或称观察指标：指标类型、关联性、客观性、特异性、敏感性、精确度、稳定性、可操作性。

5．答案要点：完全随机设计是单因素的设计方法。

（1）优点是简单易行，统计分析简单，是医学科研中最常采用的一种实验设计。其适应面广,不论两组或是多组,不管组间样本含量相等或是不等,均可采用这种设计。

(2) 缺点是要求实验对象有较好的同质性,尤其需要注意在小样本实验时,受试对象完全按随机分配,可能造成较大的抽样误差。因此在大多数情况下,这种设计的效率低于配对设计和配伍组设计,实验所需样本相对较多。

(五) 计算分析题

略。

(文育锋)

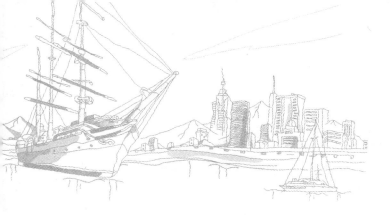

第十八章　Meta 分析

一、学习目的与要求

 掌　握

1. Meta 分析的含义。
2. Meta 分析的目的。

 熟　悉

1. Meta 分析的主要统计学方法。
2. Meta 分析的异质性检验。
3. Meta 分析的基本步骤。

 了　解

1. Meta 分析的主要偏倚来源。
2. Meta 分析的敏感性分析。

 学习的重点与难点

1. 学习重点:Meta 分析的主要统计学方法。
2. 学习难点:Meta 分析结果的解读。

二、复习思考题

（一）选择题

1. Meta 分析在合并各个独立研究结果前应进行（　　）。
　　A. 相关性检验　　　　　　　　　　　B. 回归分析
　　C. 异质性检验　　　　　　　　　　　D. 图示研究

2. 异质性检验的目的是（　　）。
　　A. 评价研究结果的不一致性
　　B. 检查各个独立研究的结果是否具有一致性（可合并性）
　　C. 评价一定假设条件下所获效应合并值的稳定性
　　D. 增加统计学检验效能

3. 失效安全数主要用来估计（　　）。
　　A. 文献库偏倚　　　　　　　　　　　B. 发表偏倚
　　C. 纳入标准偏倚　　　　　　　　　　D. 筛选者偏倚

4. 如果漏斗图呈明显的不对称性，说明（　　）。
　　A. Meta 分析统计学检验效能不够
　　B. Meta 分析的各个独立研究的同质性差
　　C. Meta 分析的合并效应值没有统计学意义
　　D. Meta 分析可能存在偏倚

5. Meta 分析中敏感性分析主要用于（　　）。
　　A. 控制偏倚　　　　　　　　　　　　B. 检查偏倚
　　C. 评价偏倚的大小　　　　　　　　　D. 计算偏倚的大小

6. 循证医学实践的核心是（　　）。
　　A. 素质良好的临床医生
　　B. 最佳的研究证据
　　C. 临床流行病学基本方法和知识
　　D. 患者的参与和合作

7. 循证医学所收集的证据中，质量最佳者为（　　）。
　　A. 单个的大样本随机对照实验

B. 队列研究

C. 病例对照研究

D. 基于多个质量可靠的大样本随机对照实验所做的系统评价

8. 发表偏倚是指（　　）。

　　A. 有"统计学意义"的研究结果较"无统计学意义"和无效的研究结果被报告和发表的可能性更大

　　B. 世界上几个主要的医学文献检索库内容绝大部分来自发达国家，而发展中国家占的比例很小

　　C. 研究者往往根据需要自定一个纳入标准来决定某些研究的纳入与否

　　D. 研究结果的筛选过程中因筛选者主观意愿的影响而引入的偏倚

9. 失效安全数越大，说明（　　）。

　　A. Meta 分析的各个独立研究的同质性越好

　　B. Meta 分析的各个独立研究的同质性越差

　　C. Meta 分析的结果越稳定，结论被推翻的可能性越小

　　D. Meta 分析的结果越不稳定，结论被推翻的可能性越大

10. 临床问题主要来源于（　　）。

　　A. 临床研究　　　　　　　　　　B. 临床实践

　　C. 医学文献　　　　　　　　　　D. 卫生统计报告

11. 有 5 位研究者各自进行了关于某治疗方法对提高上呼吸道感染治疗的疗效研究，以 OR 为结局变量。可采取下列何种方法评价此 5 位研究者的结果？（　　）

　　A. 同质性的研究，选择定量变量资料的随机效应模型

　　B. 不同质性的研究，选择定性变量资料的固定效应模型

　　C. 不同质性的研究，选择定量变量资料的随机效应模型

　　D. 同质性的研究，选择定性变量资料的固定效应模型

12. 进行 Meta 分析时，如果纳入和排除标准制定过严，那么（　　）。

　　A. 各独立研究的同质性不好

　　B. 符合要求的文献很多

　　C. 可能会失去增加统计学功效、定量估计研究效应平均水平的意义

　　D. 降低了 Meta 分析结果的可靠性和有效性

13. 在进行系统评价时，下列说法错误的是（　　）。

　　A. 有明确的检索策略　　　　　　B. 不全面原始文献来源

　　C. 结果的合成多采用定量方法　　D. 有严格的评价方法

14. Meta 分析的统计方法中( )。

    A. 若异质性检验结果不拒绝 H_0，即差异有统计学意义，可采用随机效应模型

    B. 若异质性检验结果不拒绝 H_0，即差异没有统计学意义，可采用固定效应模型

    C. 若异质性检验结果拒绝 H_0，即差异没有统计学意义，可采用固定效应模型

    D. 若异质性检验结果拒绝 H_0，即差异有统计学意义，可采用固定效应模型

15. 下列说法错误的是( )。

    A. 循证医学实践得到的最佳证据在用于具体病人的时候具有特殊性，必须因人而异

    B. 循证医学实践将为临床决策提供依据，因此唯一强调的是证据

    C. 循证医学不等于 Meta 分析

    D. 循证医学实践不一定会降低医疗费用

（二）填空题

1. Meta 分析的目的是_____、_____、_____和_____。

2. 合并效应量时，若异质性检验不拒绝 H_0，采用_____模型；若异质性检验拒绝 H_0，则采用_____模型。

3. Meta 分析中常见的偏倚有_____、_____和_____。

4. 识别发表偏倚的方法包括_____、_____、_____和_____。

5. 最佳证据应具备的特性是_____、_____和_____。

（三）名词解释

1. Meta 分析（Meta analysis）

2. 循证医学（Evidence-based medicine）

3. 发表偏倚（publication bias）

4. 失效安全数（fail-safe number）

5. 敏感性分析（sensitivity analysis）

（四）简答题

1. Meta 分析的基本步骤是什么？

2. 临床上如何评价证据是否最佳？

3. 简述 Meta 分析的统计分析过程？

三、参 考 答 案

（一）选择题

1～5 CBBDB　6～10 BDACB　11～15 DCBBB

（二）填空题

1. 提高统计学检验效能；评价结果的一致性；改善对效应量的估计；解决既往单个研究未明确的新问题

2. 固定效应；随机效应

3. 抽样偏倚；选择偏倚；研究内偏倚

4. 漏斗图；线性回归法；秩相关法；失安全系数法

5. 真实性；重要性；实用性

（三）名词解释

1. Meta 分析（Meta analysis）：是对相同主题的一组同质性符合要求的文献的量化分析。以同一主题的多项独立研究的结果为研究对象，在严格设计的基础上，运用适当的统计学方法对多个研究结果进行系统、客观、定量的综合分析。

2. 循证医学（Evidence-based medicine）：慎重、准确和明智地应用当前所能获得的最佳的研究依据。同时结合临床医生的个人专业技能和多年临床经验，考虑患者的权利、价值和期望，将三者完美地结合以制定出恰当的治疗措施。

3. 发表偏倚（publication bias）：指有"统计学意义"的研究结果较"无统计学意义"和无效的研究结果被报告和发表的可能性更大。如果 Meta 分析只是基于已经公开发表的研究结果，可能会因为有统计学意义的占多数，从而夸大效应量或危险因素的关联强度而致偏倚发生。

4. 失效安全数（fail-safe number）：通过计算假定能使结论逆转而所需的阴性结果的报告数，即失效安全数来估计发表偏倚的大小。失效安全数越大，表明 Meta

分析的结果越稳定,结论被推翻的可能性越小。

5. 敏感性分析(sensibility analysis):采用两种或多种不同方法对相同类型的研究(实验)进行系统评价(含 Meta 分析),比较这两个或多个结果是否相同的过程,称为敏感性分析。其目的是了解系统评价结果是否稳定可靠。

(四) 简答题

1. 答案要点:Meta 分析的基本步骤是:

(1) 提出问题,制定研究计划。

(2) 检索资料。

(3) 选择符合纳入标准的研究。

(4) 纳入研究的质量评价。

(5) 提取纳入文献的数据信息。

(6) 资料的统计学处理。

(7) 敏感性分析。

(8) 形成结果报告。

2. 答案要点:可从三个方面评价证据是否为最佳:

(1) 首先是分析评价证据的真实性。

(2) 其次是评价其对于临床医疗实践是否具有重要价值。

(3) 最后是分析是否适用于面临的临床问题。

3. 答案要点:

(1) 效应量的统计描述:可采用的效用量有 RR,OR,RD,WMD,SD。

(2) 异质性检验:Q 检验,异质性来源分析与处理。

(3) 合并效应量估计与统计推断。

(4) 发表偏倚和敏感性分析。

(彭 辉 袁 慧)

附录一 医学统计学模拟试卷

一、单选题(每题 1 分,共 20 分)

1. 某病患者 5 人,潜伏期分别为:7 天、9 天、6 天、12 天和大于 16 天,其平均潜伏期为(　　)。
   - A. 6 天
   - B. 9 天
   - C. 10 天
   - D. 11 天

2. 当两总体确有差异时,按规定的检验水准 α 能够发现该差异能力的是(　　)。
   - A. α
   - B. β
   - C. $1 - \beta$
   - D. $1 - \alpha$

3. 若要通过样本进行统计推断,样本应是(　　)。
   - A. 总体中典型的一部分
   - B. 总体中任意一部分
   - C. 总体中随机抽取的一部分
   - D. 总体中信息明确的一部分

4. 下列统计图的纵坐标必须从 0 开始的是(　　)。
   - A. 直条图
   - B. 圆图
   - C. 散点图
   - D. 普通线图

5. 某年某地 6 岁男孩的身高服从正态分布,均数为 115.0 cm,标准差为 6.0 cm,则(　　)。
   - A. 5%的 6 岁男孩身高大于 95.0 cm
   - B. 5%的 6 岁男孩身高小于 105.0 cm
   - C. 2.5%的 6 岁男孩身高小于 125.0 cm
   - D. 2.5%的 6 岁男孩身高大于 134.6 cm

6. 关于以 0 为中心的 t 分布,错误的是(　　)。
   - A. t 分布是一簇曲线
   - B. t 分布是单峰分布
   - C. 当 $\nu \rightarrow \infty$ 时 $t \rightarrow u$
   - D. ν 相同时,$|t|$ 越大,P 越大

7. 经调查得甲、乙两地的冠心病粗死亡率都是 40/万,按年龄标化后,甲地冠

心病标化死亡率为 45/万,乙地为 31/万,可认为(　　　)。

　　A. 甲地年龄别人口构成较乙地年轻

　　B. 乙地年龄别人口构成较甲地年轻

　　C. 甲地冠心病诊断较乙地准确

　　D. 乙地冠心病诊断较甲地准确

8. 当组数等于 2 时,对于同一资料,方差分析与 t 检验的关系是(　　　)。

　　A. 完全等价,且 $F = t$ 　　　　　　　B. 方差分析结果更准确

　　C. t 检验结果更准确 　　　　　　　D. 完全等价,且 $t = \sqrt{F}$

9. 若符合 t 检验应用条件的计量资料采用了秩和检验,会导致(　　　)。

　　A. α 错误增加 　　　　　　　　　B. α 错误减少

　　C. β 错误增加 　　　　　　　　　D. β 错误减小

10. 在两组资料比较的 t 检验中,结果为 $P < 0.05$,差别有统计学意义,P 越小则(　　　)。

　　A. 说明两样本均数差别越大

　　B. 说明两总体均数差别越大

　　C. 越有理由认为两样本均数不同

　　D. 越有理由认为两总体均数不同

11. 当(　　　)时,二项分布 $B(n, \pi)$ 近似 Poisson 分布 $P(\lambda = n\pi)$。

　　A. n 较大且 π 接近 0 　　　　　　B. n 较大且 π 接近 1

　　C. n 较小且 π 接近 0 　　　　　　D. n 较小且 π 接近 1

12. 在多组均数的两两相较中,若不用 q 检验而用 t 检验,则(　　　)。

　　A. 结果更合理 　　　　　　　　　　B. 结果会一样

　　C. 犯第Ⅰ类错误的概率会增加 　　　D. 犯第Ⅱ类错误的概率会增加

13. 在行×列表 χ^2 检验时,对理论频数太小的处理方法最优选择是(　　　)。

　　A. 增加样本含量以增大理论频数 　　　B. 删去理论数太小的行和列

　　C. 合理地合并 　　　　　　　　　　D. 确切概率法

14. 等级资料比较,宜用(　　　)。

　　A. t 检验 　　　　　　　　　　　　B. χ^2 检验

　　C. 秩和检验 　　　　　　　　　　　D. F 检验

15. 线性相关系数 $\rho = 0$,可认为(　　　)。

　　A. 两变量之间不存在任何关系

　　B. 两变量间不存在线性关系,但不排除存在某种曲线关系

　　C. 两变量间存在曲线关系

D. 两变量间存在线性关系

16. 用最小二乘法确定直线回归方程的原则是各观察点( )。

  A. 距直线的纵向距离相等

  B. 距直线的纵向距离的平方和最小

  C. 距直线的垂直距离相等

  D. 距直线的垂直距离的平方和最小

17. 多重线性回归分析中,常用( )筛选自变量可拟合"较优"模型。

  A. 最优子集回归   B. 前向选择法

  C. 后向选择法   D. 逐步选择法

18. 生存分析的因变量是( )。

  A. 生存时间   B. 结局变量

  C. 生存时间和结局变量   D. 删失值

19. 多重线性回归分析中的共线性指的是( )。

  A. Y 关于各个自变量的回归系数相同

  B. Y 关于各个自变量的回归系数与结局都相同

  C. Y 与自变量间有较高的相关性

  D. 自变量间有较高的相关性

20. 某医生使用某药治疗消化性溃疡 120 例,有 105 例有效,有效率为 87.5%,并下结论认为该药具有疗效。该分析( )。

  A. 正确   B. 未设立对照组

  C. 样本量不够   D. 未采用盲法

二、填空题(每空 1 分,共 20 分)

1. 统计工作的基本步骤是_____、_____、_____、_____。

2. 方差分析的应用条件是_____、_____、_____。

3. 统计(实验)设计的基本原则是_____、_____、_____。

4. 假设检验的基本步骤是_____、_____、_____。

5. 常用的相对数包括_____、_____、_____。

6. 统计分析包括_____、_____。

7. 频数分布可揭示随机变量分布的两个特征,即_____和_____。

三、名词解释题(每小题 3 分,共计 15 分)

1. 总体

2. sampling error

3. 率的标准化

4. 第 I 类错误

5. linear correlation coefficient

四、简答题（每小题 5 分，共 20 分）

1. 简述正态分布的特征。
2. 简述标准差与标准误的区别与联系。
3. 简述应用相对数时的注意事项。
4. 简述直线回归与相关的区别与联系。

五、计算与分析题（第 1 题 8 分，第 2 题 12 分，第 3 题 5 分，共计 25 分）

1. 某地抽样调查了部分健康成人的血红蛋白（g/L），结果如表 F1.1 所示，问：该地健康成人的血红蛋白男、女有无不同？

表 F1.1 健康成人的血红蛋白含量

项　目	性　别	例　数	均　数	标准差
血红蛋白（g/L）	男	360	134.5	7.1
	女	255	117.6	10.2

2. 用甲、乙两种方法检查已确诊的乳腺癌患者 120 名，甲法的检出率为 60%，乙法的检出率为 50%，甲、乙两法一致检出率为 35%。

（1）请列出四格表；

（2）两种方法的检出率有无差别？

3. 案例分析：研究降血脂新药环丙贝特和阿普呋喃治疗高血脂的疗效，以低密度脂蛋白（mmol/L）为观察指标，结果如表 F1.2 所示，请问：

（1）本实验可采用哪些实验设计方案？

（2）根据采用的实验设计方案，对资料进行分析。（假设数据服从正态分布）

表 F1.2 新药环丙贝特和阿普呋喃治疗高血脂疗效表

环丙贝特			阿普呋喃		
病人号	治疗前	治疗后	病人号	治疗前	治疗后
1	75	68	1	90	80
2	87	81	2	86	79

环丙贝特			阿普呋喃		
病人号	治疗前	治疗后	病人号	治疗前	治疗后
3	85	75	3	78	75
4	90	82	4	85	80
5	79	74	5	89	82
6	84	78	6	90	81
7	92	83	7	86	76

参 考 答 案

一、单选题

1～5 BCCAD　6～10 DADCD　11～15 ACACB　16～20 BDCDB

二、填空题

1. 设计;收集资料;整理资料;分析资料

2. 独立性;正态性;方差齐性

3. 对照;随机;重复

4. 建立假设,确立检验水准;计算检验统计量和确定 P 值;做出推论

5. 率;构成比;相对比

6. 统计描述;统计推断

7. 集中趋势;离散趋势

三、名词解释

1. 总体:根据研究目的确定的全部同质研究对象的全体。

2. sampling error(抽样误差):由于抽样所造成的总体参数与样本统计量之间以及样本统计量之间的差异。

3. 率的标准化:因资料内部构成不同,需采用统一的标准进行校正,比较校正后的标准化率的方法成为率的标准化法。

4. 第Ⅰ类错误:拒绝了实际上成立的 H_0。

5. linear correlation coefficient(线性相关系数):描述两变量间直线相关的密切程度(或相关强度)和方向的统计量。

四、简答题

1. 答案要点:

(1) 曲线以均数为中心左右对称。

(2) 高峰位于均数所在处。

(3) 正态分布有两个参数,均数决定曲线在横轴上方的位置,标准差决定曲线的形状。

(4) 曲线下面积为 1 或 100%。

2. 答案要点:

区别:(1) S 表示一组变量值的离散程度指标,$S_{\bar{X}}$ 表示 $\bar{X}$ 的离散程度指标。

(2) S 小,表示各变量值围绕均数的波动小,$\bar{X}$ 代表性好,用于参考值的制定。

(3) $S_{\bar{X}}$ 小,表示 $\bar{X}$ 围绕总体均数的波动小,$\bar{X}$ 可靠性好,用于可信区间的制定及假设检验。

(4) $n\uparrow$,S 较为稳定;$n\uparrow$;$S_{\bar{X}}\downarrow \to 0$。

联系:(1) 两者都表示离散程度(变异程度)的指标。

(2) 当 n 不变时,$S_{\bar{X}}$ 与 S 成正比。

3. 答案要点:

(1) 计算相对数时,分母不宜过小,否则,宁可用绝对数。

(2) 注意构成比和率的意义不同。

(3) 计算合计率时,不能简单地相加。

(4) 应注意率(或构成比)的可比性。

(5) 对样本率(或构成比)的比较应做假设检验。

4. 答案要点:

区别:(1) 相关说明相关关系,回归说明依存关系。

(2) r 与 b 意义不同。

(3) 资料要求不同。

若两变量是连续性随机变量,服从正态分布则可做相关分析或可做回归分析;若 X 是精确测量或人为控制的,Y 是随机变量,服从正态分布则只可做回归分析。

联系:(1) r 与 b 正负号一致。

（2）r 与 b 的假设检验等价。

（3）回归可解释相关。

五、计算分析题

略。

（姚应水）

附录二 科学计算器的使用说明

一、使用前的准备

1. 键盘标记

本说明适用于 CASIO fx-3650P、fx-3950P 型计算器。计算器键盘分两部分，上半部分键盘主要是各种常用的函数运算功能键，下半部分键盘主要是数字、四则运算符号和统计运算功能键。

计算器上的键钮大多可用于执行多种功能。各功能在键盘上以不同颜色的符号标记，可协助使用者迅速地找到需要的功能键，具体见表 F2.1。

表 F2.1　科学计算器相关按键说明

序　号	功　能	颜　色	键　操　作
①	M+	白色	M+
②	M−	橘黄色	SHIFT M+ 按 SHIFT 键后按该键来执行标记的功能
③	M	红色	ALPHA M+ 按 ALPHA 键后按该键来执行标记的功能

序 号	功 能	颜 色	键 操 作
④	DT	蓝色	在 SD 及 REG 模式中： $\boxed{\text{M}+}$
⑤	CL	橘黄色 在蓝色括号中	在 SD 及 REG 模式中： $\boxed{\text{SHIFT}}$ $\boxed{\text{M}+}$ 按 $\boxed{\text{SHIFT}}$ 键后按该键来执行标记的功能
⑥	∠	橘黄色 在紫色括号中	在 CMPLX 模式中： $\boxed{\text{SHIFT}}$ $\boxed{(-)}$ 按 $\boxed{\text{SHIFT}}$ 键后按该键来执行标记的功能
⑦	A	红色 在绿色括号中	$\boxed{\text{ALPHA}}$ $\boxed{(-)}$ 按 $\boxed{\text{ALPHA}}$ 键后按该键来指定变量 A； $\boxed{(-)}$ 在 BASE 模式中直接按该键，不必按 $\boxed{\text{ALPHA}}$ 键

2. 模式

在开始进行计算之前，必须先进入正确的模式。模式的说明如表 F2.2 所示。

表 F2.2 科学计算器不同模式操作说明

要执行的操作类型	要执行的按键操作	需要进入的模式
基本算式运算	$\boxed{\text{MODE}}$ $\boxed{1}$	COMP
复数计算	$\boxed{\text{MODE}}$ $\boxed{2}$	CMPLX
标准差	$\boxed{\text{MODE}}$ $\boxed{\text{MODE}}$ $\boxed{1}$	SD
回归计算	$\boxed{\text{MODE}}$ $\boxed{\text{MODE}}$ $\boxed{2}$	REG
基数计算	$\boxed{\text{MODE}}$ $\boxed{\text{MODE}}$ $\boxed{3}$	BASE
程序编辑	$\boxed{\text{MODE}}$ $\boxed{\text{MODE}}$ $\boxed{\text{MODE}}$ $\boxed{1}$	PRGM

要执行的操作类型	要执行的按键操作	需要进入的模式
程序执行	MODE MODE MODE 2	RUN
程序删除	MODE MODE MODE 3	PCL

注意:要返回计算模式并将计算器设置为下示初始值时,请依顺序按 SHIFT CLR 2 (Mode) EXE 键。① 计算模式:COMP;② 角度单位:Deg;③ 指数显示格式:Norm 1;④ 复数显示格式:a + bi;⑤ 分数显示格式:a$^{b/c}$。

3．输入限度

(1) 用于储存计算输入的记忆区可储蓄 79 步。每按下数字键或算术运算键(➕、➖、✖、➗)时便会占用一步。SHIFT 或 ALPHA 键的操作不占用一步。例如,SHIFT $_3\sqrt{}$ 只占用一步。

(2) 按 Ans 键能调出上次计算的结果,并在随后的计算中使用。

4．输入时的错误订正

(1) 用 ◀ 和 ▶ 键可将光标移到操作者所需要的位置。

(2) 按 DEL 键可删除目前光标所在位置的数字或函数。

(3) 按 SHIFT INS 键可将光标变为插入光标{ }。画面上显示插入光标时输入的字符将会被插入到光标目前的位置。

(4) 按 SHIFT INS 键或 EXE 键可将光标从插入光标返回至普通光标。

5．重现功能

(1) 当执行计算时,重现功能会将计算式及其计算结果保存在重现记忆器中。按 ▲ 键能重现上次进行的计算公式及结果。再次按 ▲ 键可依顺序(从新到旧)调出以前的计算。

(2) 当重现记忆器中保存的计算显示在显示屏上时,按 ◀ 或 ▶ 键会切换至编辑页面。

(3) 按 AC 键不会清除重现记忆器的内容,因此即使按了 AC 键后仍可将上次的计算结果调出。

(4) 下列任何操作均会清除重现记忆器:① 当按下 ON 键时;② 当通过按

$\boxed{\text{SHIFT}}$ $\boxed{\text{CLR}}$ $\boxed{2}$(或$\boxed{3}$)$\boxed{\text{EXE}}$键初始化模式及设定时;③ 从一个计算模式切换至另一个计算模式时;④ 关闭计算器电源时。

6. 计算器的初始化(复位操作)

执行下述键操作可初始化计算模式及设置,并清除重现存储器、变量及所有程序:

$\boxed{\text{SHIFT}}$ $\boxed{\text{CLR}}$ $\boxed{3}$(All)$\boxed{\text{EXE}}$

二、基本运算

常用符号功能见表 F2.3。

表 F2.3　常用符号功能说明

AC-All Clear	总清除键(清除输入的全部数据符号)
DEL	改正键(清除最后输入的一个数据)
log/10^x	常用对数
ln/EXP	自然对数/10 的次方
+ / − /X^2	符号转换/平方
√ ̄./X!	开平方根/阶乘
M + /M −	累加贮存/累减贮存

1. 算式运算

使用基本运算:按$\boxed{\text{MODE}}$ $\boxed{1}$,进入 COMP 模式。

(1) 计算式中的负数值必须用括号括起来。

例如:

$\sin 2.34 \times 10^{-5} \rightarrow$ $\boxed{\sin}$ 2.34 $\boxed{\text{EXP}}$ $\boxed{(-)}$ 5

$3 \times (5 \times 10^{-9}) = \mathbf{1.5 \times 10^{-8}}$　　　3 $\boxed{\times}$ 5 $\boxed{\text{EXP}}$ $\boxed{(-)}$ 9 $\boxed{\text{EXE}}$

$5 \times (9 + 7) = \mathbf{80}$　　　5 $\boxed{\times}$ $\boxed{(}$ 9 $\boxed{+}$ 7 $\boxed{)}$ $\boxed{\text{EXE}}$

(2) 等号$\boxed{\text{EXE}}$键前的所有$\boxed{)}$键操作均可省略。

2. 分数运算

(1) 当分数值的数位总和(整数 + 分子 + 分母 + 分号)超过 10 位时,本计算器将会以小数的格式显示该数值。

例如：

$\dfrac{2}{3} + \dfrac{1}{5} = \mathbf{\dfrac{13}{15}}$　　　　　2 $a^{b/c}$ 3 ■+ 1 $a^{b/c}$ 5 EXE ⬚ 13 ⌐ 15.

$3\dfrac{1}{4} + 1\dfrac{2}{3} = \mathbf{4\dfrac{11}{12}}$　　　　3 $a^{b/c}$ 1 $a^{b/c}$ 4 ■+

　　　　　　　　　　　　　1 $a^{b/c}$ 2 $a^{b/c}$ 3 EXE ⬚ 4 ⌐ 11 ⌐ 12.

$\dfrac{2}{4} = \mathbf{\dfrac{1}{2}}$　　　　　　　　　　　　2 $a^{b/c}$ 4 EXE

$\dfrac{1}{2} + 1.6 = \mathbf{2.1}$　　　　　　　　1 $a^{b/c}$ ■+ 1.6 EXE

同时,含有分数及小数数值的计算结果总是为小数。

（2）小数和分数格式变换。

使用下列操作可将计算结果在小数值及分数值之间变换。请注意,变换的执行可能会需要两秒钟。

例如：

$2.75 = 2\dfrac{3}{4}$（小数→分数）

　　　　　　　　　　　　　2.75 EXE ⬚ 2.75

　　　　　　　　　　　　　$a^{b/c}$ ⬚ 2 ⌐ 3 ⌐ 4.

$= \dfrac{11}{4}$　　　　　　　　　　　SHIFT d/c ⬚ 11 ⌐ 4.

$\dfrac{1}{2} = 0.5$（分数→小数）

　　　　　　　　　　　　　1 $a^{b/c}$ 2 EXE ⬚ 1 ⌐ 2.

　　　　　　　　　　　　　$a^{b/c}$ ⬚ 0.5

　　　　　　　　　　　　　$a^{b/c}$ ⬚ 1 ⌐ 2.

【例 F2.1】 请按自己的想法操作计算器,若结果不对请参考表 F2.4 给出的正确操作步骤,找出操作错误的原因。

例　　题	操　　作	结　　果
$143+\dfrac{3}{120}\times4$	143 $\boxed{+}$ 3 $\boxed{\div}$ 120 $\boxed{\times}$ 4 $\boxed{\text{EXE}}$	143.1
$100+\dfrac{25}{63}\left(\dfrac{361}{2}-170\right)$	100 $\boxed{+}$ 25 $\boxed{\div}$ 63 $\boxed{\times}$ $\boxed{(}$ 361 $\boxed{\div}$ 2 $\boxed{-}$ 170 $\boxed{)}$ $\boxed{\text{EXE}}$	104.17
$\sqrt{\dfrac{239-3^2/120\times4}{120-1}}$	$\boxed{\sqrt{\ }}$ $\boxed{((}$ 239 $-$ 3 $\boxed{\wedge}$ 2 $\boxed{\div}$ 120 $\boxed{)}$ $\boxed{\div}$ $\boxed{(}$ 120 $-$ 1 $\boxed{)}$ $\boxed{\times}$ 4 $\boxed{\text{EXE}}$	5.667 8
$\log2$	$\boxed{\log}$ 2 $\boxed{\text{EXE}}$	0.301 0
$\dfrac{(52\times2-19\times39^2)\times113}{71\times42\times91\times22}$	$\boxed{(}$ 52 $\boxed{\times}$ 3 $-$ 19 $\boxed{\times}$ 39 $\boxed{)}$ $\boxed{\wedge}$ 2 $\boxed{\times}$ 113 $\boxed{\div}$ 71 $\boxed{\div}$ 42 $\boxed{\div}$ 91 $\boxed{\div}$ 22 $\boxed{\text{EXE}}$	6.477 7
$3\times(5\times10^{-9})$	3 $\boxed{\times}$ 5 $\boxed{\text{EXP}}$ $\boxed{(-)}$ 9 $\boxed{\text{EXE}}$	$1.5*10^{-8}$

3. 常用对数及自然对数/反对数

进入 COMP 模式:按 $\boxed{\text{MODE}}$ $\boxed{1}$,进入 COMP 模式。

例如:

$\log1.23=\mathbf{0.08990511}$ 　　　　　　　　　　　$\boxed{\log}$ 1.23 $\boxed{\text{EXE}}$

$\ln90\ (=\log_e90)=\mathbf{4.49980967}$ 　　　　　　　$\boxed{\ln}$ 90 $\boxed{\text{EXE}}$

$\ln e=\mathbf{1}$ 　　　　　　　　　　　　　　　　　$\boxed{\ln}$ $\boxed{\text{ALPHA}}$ e $\boxed{\text{EXE}}$

$e^{10}\ (=\log_e90)=\mathbf{22026.46579}$ 　　　　　　$\boxed{\text{SHIFT}}$ $\boxed{e^x}$ 10 $\boxed{\text{EXE}}$

$10^{1.5}=\mathbf{31.6227766}$ 　　　　　　　　　　　$\boxed{\text{SHIFT}}$ $\boxed{10^x}$ 1.5 $\boxed{\text{EXE}}$

$2^{-3}=\mathbf{0.125}$ 　　　　　　　　　　　　　　2 $\boxed{\wedge}$ $\boxed{(-)}$ 3 $\boxed{\text{EXE}}$

$(-2)^4=\mathbf{16}$ 　　　　　　　　　　　　　　　$\boxed{(}$ $\boxed{(-)}$ 2 $\boxed{)}$ $\boxed{\wedge}$ 4 $\boxed{\text{EXE}}$

注意:计算式中的负数值必须用括号括起:(－)键。

4. 平方根、立方根、根、平方、立方、倒数、阶乘

例如:

$\sqrt{2}+\sqrt{3}\times\sqrt{5}=\mathbf{5.287196909}$ 　　　$\boxed{\sqrt{\ }}$ 2 $\blacksquare$ $\boxed{\sqrt{\ }}$ 3 $\boxed{\times}$ $\boxed{\sqrt{\ }}$ 5 $\boxed{\text{EXE}}$

$\sqrt[3]{5} + \sqrt[3]{-27} = \mathbf{1.290024053}$

$\boxed{\text{SHIFT}}\ \sqrt[3]{\ }\ 5\ \boxed{\mathbf{+}}\ \boxed{\text{SHIFT}}\ \sqrt[3]{\ }\ \boxed{(}\ \boxed{(-)}\ 27\ \boxed{)}\ \boxed{\text{EXE}}$

$\sqrt[7]{123}\,(=123^{\left(\frac{1}{7}\right)}) = \mathbf{1.9886647795}$

$7\ \boxed{\text{SHIFT}}\ \boxed{\sqrt[x]{\ }}\ 123\ \boxed{\text{EXE}}$

$123 + 30^2 = \mathbf{1023}$

$123\ \boxed{\mathbf{+}}\ 30\ \boxed{x^2}\ \boxed{\text{EXE}}$

$12^3 = \mathbf{1728}$

$12\ \boxed{x^2}\ \boxed{\text{EXE}}$

$\dfrac{1}{\dfrac{1}{3}-\dfrac{1}{4}} = \mathbf{12}$

$\boxed{(}\ 3\ \boxed{x^{-4}}\ \boxed{-}\ 4\ \boxed{x^{-4}}\ \boxed{)}\ \boxed{x^{-4}}\ \boxed{\text{EXE}}$

$8! = \mathbf{40320}$

$8\ \boxed{\text{SHIFT}}\ \boxed{x!}\ \boxed{\text{EXE}}$

5. 均数及标准差的计算

操作说明：

使用标准差进行统计计算时，使用 $\boxed{\text{MODE}}$ 键进入 $\boxed{\text{SD}}$ 模式： $\boxed{\text{MODE}}$ $\boxed{\text{MODE}}$

1 在 SD 模式和 REG 模式中，$\boxed{\text{M}+}$ 键起 $\boxed{\text{DT}}$ 键的作用。

在输入数据之前，请务必按 $\boxed{\text{SHIFT}}$ $\boxed{\text{CLR}}$ $\boxed{1}$ $\boxed{\text{Scl}}$ $\boxed{\text{EXE}}$ 键清除统计存储器。

使用下述键操作输入数据：〈x 数据〉$\boxed{\text{DT}}$。

输入的数据是用以计算 $n, \sum x, \sum x^2, \bar{x}, \sigma_n$ 及 σ_{n-1} 等各数值的，可使用表 F2.5 中相关按键的操作调出这些数值。

表 F2.5 部分常用符号说明

$\bar{x}$	均　数	$\boxed{\text{SHIFT}}$ $\boxed{\text{S-VAR}}$ $\boxed{1}$
$X\sigma_n$	总体标准差 $\left(\sqrt{\dfrac{\sum(X-\bar{X})^2}{n}}\right)$	$\boxed{\text{SHIFT}}$ $\boxed{\text{S-VAR}}$ $\boxed{2}$
$X\sigma_{n-1}$	样本标准差 $\left(\sqrt{\dfrac{\sum(X-\bar{X})^2}{n-1}}\right)$	$\boxed{\text{SHIFT}}$ $\boxed{\text{S-VAR}}$ $\boxed{3}$
$\sum X^2$	输入的变量值的平方和	$\boxed{\text{SHIFT}}$ $\boxed{\text{S-SUM}}$ $\boxed{1}$
$\sum X$	输入的变量值总和	$\boxed{\text{SHIFT}}$ $\boxed{\text{S-SUM}}$ $\boxed{2}$

　医学统计学学习指导

| n | 输入的变量值个数 | SHIFT S-SUM 3 |
| DEL | 变量的输入/清除当前输入的错值 | DEL |

【例 F2.2】 计算 $55,54,51,55,53,53,54,52$ 的均数和标准差。

〖操作步骤〗

（1）选择运算模式： MODE MODE 1 ；

（2）清除残存资料：按 SHIFT CLR 1 Scl EXE 键清除统计存储器；

（3）输入数据：

    55 DT 54 DT 51 DT 55 DT 53 DT DT 54 DT 52 DT

① 要输入相同的数据两次时：〈x 数据〉 DT DT ；

② 要通过指定"次数"来输入多个相同的数据项时：〈x 数据〉 SHFIT ；〈次数〉 DT 。

    例如，要输入数据"110"10 次时：110 SHIFT ；10 DT 。

（4）取出结果：首先取数据的个数（即样本例数 n），如果取出的样本例数与已知的样本例数相等，则可取出其他所需的结果，否则表明输入的数据有误。如能确定哪些资料输错了，用 DEL 键改正即可。否则应回到（2）清除残存数据再往下进行。

样本标准差（σ_{n-1}）= **1.407885953**   SHIFT S-VAR 3 EXE

总体标准差（σ_n）= **1.316956719**   SHIFT S-VAR 2 EXE

算术平均值（$\bar{x}$）= **53.375**   SHIFT S-VAR 1 EXE

数据的个数（n）= **8**   SHIFT S-SUM 3 EXE

数据的和（$\sum x$）= **427**   SHIFT S-SUM 2 EXE

数据的平方和（$\sum x^2$）= **22805**   SHIFT S-SUM 1 EXE

【例 F2.3】 110 名 7 岁男童身高（cm）的频数如表 F2.6 所示，试计算其均数和标准差。

表 F2.6　110 名 7 岁男童身高(cm)频数差

组中值(X)	109	111	113	115	117	119	121	123	125	127	129	131	133	合　计
频　数(f)	1	3	9	9	15	18	21	14	10	4	3	2	1	110

〖操作步骤〗

(1) 选择运算模式:选择运算模式: MODE MODE 1。

(2) 清除残存资料:按 SHIFT CLR 1 Scl EXE 键清除统计存储器。

(3) 输入数据:(注意:"111×3"切忌输成 3 SHIFT ; 111 DT 。因其例数是3 而不是 111)。

109 SHIFT ; 1 DT 　111 SHIFT ; 3 DT 　113 SHIFT ; 9 DT

115 SHIFT ; 9 DT 　117 SHIFT ; 15 DT 　119 SHIFT ; 18 DT

121 SHIFT ; 21 DT 　123 SHIFT ; 14 DT 　125 SHIFT ; 10 DT

127 SHIFT ; 4 DT 　129 SHIFT ; 3 DT 　131 SHIFT ; 2 DT

133 SHIFT ; 1 DT

(4) 取出结果:先取数据的个数(即样本例数 n)。

数据的个数: SHIFT S-SUM 3 EXE (即 n)　　　　　(110)

均数: SHIFT S-VAR 1 EXE (即 $\bar{X}$)　　　(119.9445)

标准差: SHIFT S-VAR 3 EXE (即 $X\sigma_{n-1} = s$)　(4.7213)

数据的总和: SHIFT S-SUM 2 EXE (即 $\sum X$)　(13194.0000)

数据的平方和: SHIFT S-SUM 1 EXE (即 $\sum X^2$)　(1584990.0000)

6. 直线回归和相关系数的计算

〖操作说明〗

要使用标准差进行统计计算时,使用 MODE 键进入 REG 模式: MODE MODE 2,在 SD 模式和 REG 模式中, M+ 键起 DT 键的作用;在开始数据输入之前,请务必按 SHIFT CLR 1 Scl EXE 键清除统计存储器。

使用下述键操作输入数据:〈x 数据〉, 〈y 数据〉 DT ,回归计算的结果是由输入的数值决定的, 计算结果可以按照表 F2.7 所示的键操作调出。

表 F2.7　部分常用符号说明

$\hat{X}$	X 变量值的估计值	SHIFT　S-VAR　▶　▶　▶　1
$\hat{Y}$	Y 变量值的估计值	SHIFT　S-VAR　▶　▶　▶　1
r	相关系数	SHIFT　S-VAR　▶　▶　3
B(b)	回归系数 B	SHIFT　S-VAR　▶　▶　2
A(a)	在 Y 轴的截距(回归系数 A)	SHIFT　S-VAR　▶　▶　1
Y^2	Y 变数值的平方和	SHIFT　S-SUM　▶　1
ΣY	Y 变数值的总和	SHIFT　S-SUM　▶　2
ΣXY	X 与 Y 变数值积和	SHIFT　S-SUM　▶　3
ΣX^2	X 变数值的平方和	SHIFT　S-SUM　1
ΣX	X 变数值的总和	SHIFT　S-SUM　2
n	输入数据的对子数	SHIFT　S-SUM　3
r^2	决定系数	SHIFT　S-VAR　▶　3　χ^2

【**例 F2.4**】　某地气温和气压的资料如表 F2.8 所示,求其相关系数,回归系数和截距。然后,再使用回归公式估计气温为 $-5\,^{\circ}\!\text{C}$ 时的大气压及大气压为 1 000 hPa 时的气温。最后计算决定系数(r^2)及样本协方差$\left(\dfrac{\sum xy - n\cdot\bar{x}\cdot\bar{y}}{n-1}\right)$等。

表 F2.8　某地气温和气压情况

气　温(℃)	10	15	20	25	30
气　压(hPa)	1 003	1 005	1 010	1 011	1 014

〖操作步骤〗

(1) 首先选择运算模式:使用 MODE 键进入 REG 模式: MODE　MODE　2 。在回归(REG)模式中选择:1 (Lin)。

(2) 清除残留资料: SHIFT　CLR　1　Scl　EXE 。

(3) 输入数据:10　,　1003　DT 。

每次按 DT 键均会登录一个输入数据,已输入的数据个数会在画面上显示出来（n 值）。

$\boxed{\text{n} = \overset{\text{REG}}{} 1.}$ 15 $\boxed{\text{,}}$ 1005 $\boxed{\text{DT}}$

20 $\boxed{\text{,}}$ 1010 $\boxed{\text{DT}}$

25 $\boxed{\text{,}}$ 1011 $\boxed{\text{DT}}$

30 $\boxed{\text{,}}$ 1014 $\boxed{\text{DT}}$

（4）取出结果：首先取对子数（即样本例数 n），如果取出的样本例数与已知的样本例数相等,则可取出其他所需的结果,否则表明输入的数据有误。

样本例数 $n = 5$ $\boxed{\text{SHIFT}}$ $\boxed{\text{S-SUM}}$ $\boxed{3}$

回归系数 $A = \mathbf{997.4}$ $\boxed{\text{SHIFT}}$ $\boxed{\text{S-VAR}}$ $\boxed{\blacktriangleright}$ $\boxed{\blacktriangleright}$ $\boxed{1}$ $\boxed{\text{EXE}}$

回归系数 $B = \mathbf{0.56}$ $\boxed{\text{SHIFT}}$ $\boxed{\text{S-VAR}}$ $\boxed{\blacktriangleright}$ $\boxed{\blacktriangleright}$ $\boxed{2}$ $\boxed{\text{EXE}}$

相关系数 $r = 0.982607368$ $\boxed{\text{SHIFT}}$ $\boxed{\text{S-VAR}}$ $\boxed{\blacktriangleright}$ $\boxed{\blacktriangleright}$ $\boxed{3}$ $\boxed{\text{EXE}}$

气温为 $-5\,^{\circ}\mathrm{C}$ 时的大气压 $= \mathbf{994.6}$

$\boxed{(}$ $\boxed{(-)}$ $\boxed{5}$ $\boxed{)}$ $\boxed{\text{SHIFT}}$ $\boxed{\text{S-VAR}}$ $\boxed{\blacktriangleright}$ $\boxed{\blacktriangleright}$ $\boxed{\blacktriangleright}$ $\boxed{2}$ $\boxed{\text{EXE}}$

大气压为 $1\,000$ hPa 时的气温 $= \mathbf{4.642857143}$

$\boxed{1000}$ $\boxed{\text{SHIFT}}$ $\boxed{\text{S-VAR}}$ $\boxed{\blacktriangleright}$ $\boxed{\blacktriangleright}$ $\boxed{\blacktriangleright}$ $\boxed{2}$ $\boxed{\text{EXE}}$

决定系数 $= \mathbf{0.965517241}$ $\boxed{\text{SHIFT}}$ $\boxed{\text{S-VAR}}$ $\boxed{\blacktriangleright}$ $\boxed{\blacktriangleright}$ $\boxed{3}$ $\boxed{x^2}$ $\boxed{\text{EXE}}$

样本协方差 $= \mathbf{35}$ $\boxed{(}$ $\boxed{\text{SHIFT}}$ $\boxed{\text{S-SUM}}$ $\boxed{\blacktriangleright}$ $\boxed{3}$ $\boxed{-}$

$\boxed{\text{SHIFT}}$ $\boxed{\text{S-SUM}}$ $\boxed{3}$ $\boxed{\times}$ $\boxed{\text{SHIFT}}$ $\boxed{\text{S-VAR}}$ $\boxed{1}$ $\boxed{\times}$

$\boxed{\text{SHIFT}}$ $\boxed{\text{S-VAR}}$ $\boxed{\blacktriangleright}$ $\boxed{1}$ $\boxed{)}$ $\boxed{\div}$

$\boxed{(}$ $\boxed{\text{SHIFT}}$ $\boxed{\text{S-SUM}}$ $\boxed{3}$ $\boxed{\times}$ $\boxed{3}$ $\boxed{-}$ $\boxed{1}$ $\boxed{)}$ $\boxed{\text{EXE}}$

数据输入时的注意事项：

① 要输入相同的数据两次时：$\langle x$ 数据$\rangle$ $\boxed{\text{,}}$ $\langle y$ 数据$\rangle$ $\boxed{\text{DT}}$ $\boxed{\text{DT}}$。

② 要通过指定"次数"来输入多个相同的数据项时：$\langle x$ 数据$\rangle$ $\boxed{\text{,}}$ $\langle y$ 数据$\rangle$ $\boxed{\text{SHIFT}}$;$\langle$次数$\rangle$ $\boxed{\text{DT}}$。范例：要输入数据"$X = 20$""$Y = 30$"5 次时：20 $\boxed{\text{,}}$ 30 $\boxed{\text{SHIFT}}$; 5 $\boxed{\text{DT}}$。

③ 编辑为标准差输入的数据时的注意事项同样适用于回归计算。

④ 进行统计计算时,切勿使用变量 A 至 D、X 或 Y 来保存数据,因这些变量都被用作统计计算的临时存储器,所以,在统计计算过程中,保存在其中的任何数据都有可能会被其他数值覆盖。

⑤ 进入 REG 模式并选择一种回归类型(Lin,Log,Exp,Pwr,Inv,Quad)将清除变量 A 至 D、X 及 Y。在 REG 模式中从一种回归类型改换至另一种回归类型也会清除这些变量。

三、注意事项

1. 遇到异常

如果计算结果与预期结果不同或有错误发生,请执行下列步骤:

(1) 依次顺序按 SHIFT CLR 2 (Mode) EXE 键初始化所有模式及设定。

(2) 检查所使用的计算式,确认其是否正确。

(3) 进入正确的模式,再次进行计算。

若上述操作仍无法解决问题时,请按 ON 键。计算器会执行自检操作并在发现异常时,将储存在记忆器中的资料全部清除。

2. 错误信息

当显示屏上出现"ERROR"或"-[-"表示存在不合规则的错误或数据溢出时,应停止运算,在按 AC 键排除后重新运算。

(王安世　朱丽君)

附录三 实例 SPSS 操作

SPSS(Statistical Package for Social Science)即社会科学统计软件包,它是美国 SPSS 公司开发的大型统计软件包,广泛应用于社会科学、医学、经济学、心理学等领域。在国际学术界有条不成文的规定:凡是以 SAS 和 SPSS 统计分析的结果,在国际学术交流中可以不必说明算法。本书的实例案例分析是以 SPSS Statisticcs 17.0 版本为基础的,结合教材的例题和思考练习题,以具体介绍 SPSS 的应用。

一、定量变量的统计描述

【例 F3.1】 某年抽样调查某地 120 名 18～35 岁健康男性居民血清铁含量,数据结果见表 F3.1。

表 F3.1 120 名 18～35 岁健康男性居民血清铁含量(μmol/L)

7.42	8.65	23.02	21.61	21.31	21.46	9.97	22.73	14.94	20.18	21.62	23.07
20.38	8.40	17.32	26.64	19.69	21.69	23.9	17.45	19.08	20.52	24.14	13.77
18.36	23.04	24.22	24.13	21.53	11.09	18.89	18.26	23.29	17.67	15.38	18.61
14.27	17.40	22.55	17.55	16.10	17.98	20.13	21.00	14.56	19.89	19.82	17.48
14.89	18.37	19.50	17.08	18.12	26.02	11.34	13.81	10.25	15.94	15.83	18.54
24.52	19.26	26.13	16.99	18.89	18.46	20.87	17.51	13.12	11.75	17.40	21.36
17.14	13.77	12.50	20.40	20.30	19.38	23.11	12.67	23.02	24.36	25.61	19.53
14.77	14.37	24.75	12.73	17.25	19.09	16.79	17.19	19.32	19.59	19.12	15.31
21.75	19.47	15.51	10.86	27.81	21.65	16.32	20.75	22.11	13.17	17.55	19.26
12.65	18.48	19.83	23.12	19.22	19.22	16.72	27.90	11.74	24.66	14.18	16.52

〖分析〗 血清铁含量属于连续型计量资料,首先可采用频数表和统计图来进行统计描述。统计图可选择直方图。若从频数表和直方图看出资料呈正态分布或近似正态分布,可用均数来描述其集中趋势,用标准差或方差来描述其离散趋势;若资料呈偏态分布,可用中位数来描述其集中趋势,用四分位数间距来描述其离散趋势。

〖操作〗 通过调用 SPSS 的 Frequencies 和 Recode 过程实现。

(一) 数据准备

1. 建立数据库

激活 SPSS 的数据编辑窗口,单机窗口左下角的 Variable View(变量视图),定义变量名为"Fe",如图 F3.1 所示。点击菜单 File→Save 或 Save as,以"例 F3.1.sav"文件名保存。

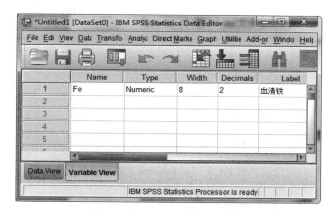

图 F3.1 SPSS 的 Variable View 窗口

2. 输入数据

点击数据编辑窗口左下角的 Data View(数据视图),按顺序输入相应的数据,如图 F3.2 所示。

(二) 统计分析

1. 点击菜单

Analyze→Descriptive Statistics→Frequencies,弹出 Frequencies(频数分布分析)主对话框,选中左侧源变量框中的"血清铁",单击中间的 ⟶,将其送入 Variable(s)(分析变量)框中,如图 F3.3 所示。单击 Statistics(统计量),弹出 Statistics 子对话框,如图 F3.4 所示。

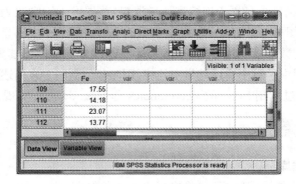

图 F3. 2　SPSS 的 Data View 窗口

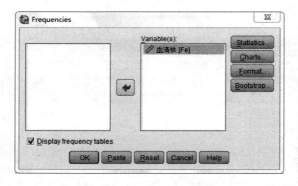

图 F3. 3　Frequencies 主对话框

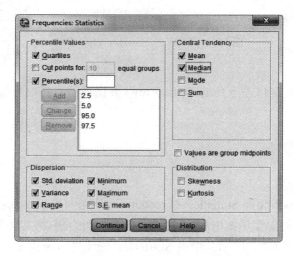

图 F3. 4　Statistics 子对话框

　医学统计学学习指导

2. Percentiles Values(百分位数值)复选框组

选择 Quartiles(四分位数);选中 Percentile(s)(指定某个百分位数),在右侧框中输入 2.5,单击 Add,将其加入到下框中。以此方法,依次输入 5,95,97.5,即直接指定输出 $P_{2.5}$,P_5,P_{95},$P_{97.5}$。

3. Dispersion(离散趋势)复选框组

选择 Std. deviation(标准差)、Variance(方差)、Range(极差)、Minimum(最小值)、Maximum(最大值)。

4. Central Tendency(集中趋势)复选框组

选择 Mean(均数)、Median(中位数)。

5. 单击 Continue 返回,再单击 OK,输出结果

（三）编制频数分布表、绘制频数分布图

1. Recode 过程

（1）选择菜单 Transform→Recode→Into Different Variable,弹出 Recode（重新赋值）主对话框。选中左侧源变量框中的"Fe",单击中间的 ，将其选入 Input Variable→Output Variable(输入变量→输出变量)框中,在 Output Variable(输出变量)框中输入新变量名"Fegroup"并单击 Change,可见原来的"Fe→?"变成了"Fe→Fegroup",如图 F3.5 所示。

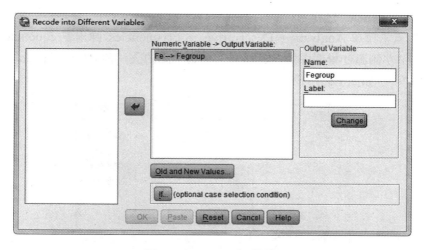

图 F3.5 Recode 主对话框

（2）单击 Old and New Values(新旧变量值定义),系统弹出 Old and New Values 子对话框。根据手工分组,最小值为 7.42 μmol/L,最大值为 27.90 μmol/L,

极差为 20.48 μmol/L，组距为 2 μmol/L，第一组从 6 μmol/L～开始即 6～7.99，第二组 8～即 8～9.99，以此类推。选择 Range：through，在上、下侧框中分别输入 6，7.99，然后在右上方的 Value 右侧框输入对应的新变量值 6，单击 Add，Old→New 框中就会加入 6 thru 7.99→6。按此方法依次加入其他转换规则，如图 F3.6 所示。

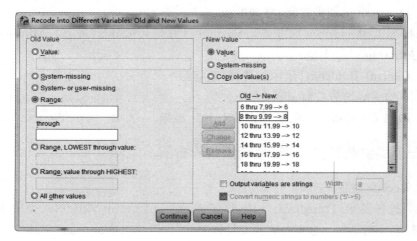

图 F3.6　Old and New Values 子对话框

完成后单击 Continue 返回，再单击 OK，系统就会按要求生成新变量"Fegroup"。

2. Frequencies 过程

（1）点击菜单 Analyze → Descriptive → Frequencies，弹出 Frequencies 主对话框，选中左侧源变量框中的"Fegroup"，单击中间的 ，将其送入 Variable(s)（分析变量）框中，如图 F3.7 所示。

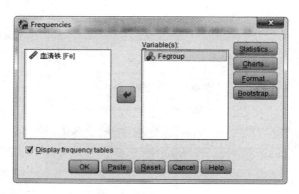

图 F3.7　Frequencie(s) 主对话框

（2）单击 Frequencies 主对话框中的 Charts（统计图），弹出 Charts 子对话框，如图 F3.8 所示。在 Chart Type（图形类型）区域内，选择 Histograms（直方图）和 Show normal curve（带正态曲线），单击 Continue 返回，再单击 OK，输出结果。

如果对图形不满意，可双击图形进入图形编辑状态进行调整。

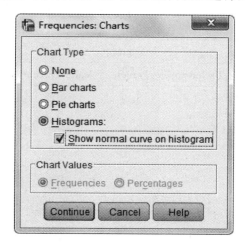

图 F3.8　Charts 子对话框

〖结果〗　例 F3.1 的 SPSS 输出结果如表 F3.2 所示。

表 F3.2　例 F3.1 的 SPSS 输出结果

Statistics		
N	Valid	120
	Missing	0
Mean		18.505 2
Median		18.890
Std. Deviation		4.283 1
Variance		18.345
Range		20.48
Minimum		7.42
Maximum		27.90
	2.5	8.683
Percentiles	5	10.871 5
	25	15.857 5

Percentiles	50	18.890
	75	21.512 5
	95	25.567 0
	97.5	26.627 2

Fegroup

		Frequency	Percent	Valid Percent	Cumulative Percent
Valid	6.00	1	0.8	0.8	0.8
	8.00	3	2.5	2.5	3.3
	10.00	6	5.0	5.0	8.3
	12.00	9	7.5	7.5	15.8
	14.00	12	10.0	10.0	25.8
	16.00	20	16.7	16.7	42.5
	18.00	27	22.5	22.5	65.0
	20.00	18	15.0	15.0	80.0
	22.00	11	9.2	9.2	89.2
	24.00	8	6.7	6.7	95.8
	26.00	5	4.2	4.2	100.0
	Total	120	100.0	100.0	

〖解释〗

（1）表 F3.2 的第一部分为统计描述表，描述了 120 人所测得的血清铁含量分布的集中趋势和离散趋势指标。从上到下依次为有效（Valid）例数、缺失值（Missing）、均数（Mean）、中位数（Median）、标准差（Std. Deviation）、方差（Variance）、极差（Range）、最小值（Minimum）、最大值（Maximum）、百分位数（Percentiles）。

（2）表 F3.2 的第二部分为变量"Fegroup"的频数分布表，依次为组段下限、频数（Frequency）、频率（Percent）、有效频率（Valid Percent）、累计频率（Cumulative Percent）。

（3）图 F3.9 所示为变量"Fegroup"的频数分布图及其正态分布曲线。

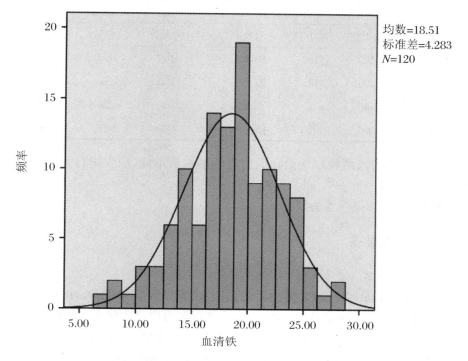

图 F3.9　某年某地 120 例 18～35 岁健康男性居民血清铁
含量(μmol/L)的频数分布直方图

从频数表和直方图可以看出，数据呈近似正态分布，120 人的血清铁含量的频数分布在 18.0～组段较为集中，以此为中心，两侧的频数逐渐减少，该分布与正态曲线比较吻合，描述其集中趋势应选用均数，离散趋势应选用标准差。

二、定性变量的统计描述

【例 F3.2】　试就表 F3.3 资料分析比较甲、乙两种疗法的治愈率。

表 F3.3　甲、乙两种疗法治疗某病的治愈率比较

年　龄	甲疗法			乙疗法		
	病人数	治愈数	治愈率	病人数	治愈数	治愈率
30～	300	180	60.0%	100	65	65.0%
40～	200	145	72.5%	200	155	77.5%
50～	100	35	35.0%	300	125	41.7%
合　计	600	360	60.0%	600	345	57.5%

〖分析〗　甲、乙两种疗法治疗的患者年龄构成不同,应先进行率的标准化再比较。

〖操作〗　具体操作方法如下。

(一) 数据准备

1. 建立数据库

激活 SPSS Statistics 的数据编辑窗口,单击窗口左下角的 Variable View(变量视图),定义第一个变量名为年龄,第二个变量名为甲疗法病人数,第三个变量名为甲治愈率,第四个变量名为乙疗法病人数,第五个变量名为乙治愈率,如图F3.10所示。选择菜单 File→Save 或 Save as,以"例 F3.2.sav"文件名保存。

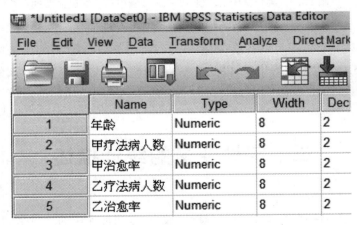

图 F3.10　SPSS 的 Variable View 窗口

2. 输入数据

点击数据编辑窗口左下角的 Data View(数据视图),按顺序输入相应的数据,

如图 F3.11 所示。

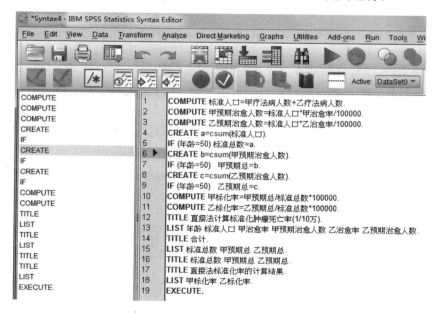

图 F3.11　SPSS 的 Data View 窗口

（二）程序编辑

选择菜单 File→New→Syntax，打开 SPSS Statistics Syntax Editor（SPSS 程序编辑）窗口，输入以下程序，以"例 F3.2.SPS"文件名保存，如图 F3.12 所示。在 SPSS Statistics Syntax Editor 窗口中选择菜单 Run→All，提交运行。

```
1   COMPUTE 标准人口=甲疗法病人数+乙疗法病人数.
2   COMPUTE 甲预期治愈人数=标准人口*甲治愈率/100000.
3   COMPUTE 乙预期治愈人数=标准人口*乙治愈率/100000.
4   CREATE a=csum(标准人口).
5   IF (年龄=50) 标准总数=a.
6   CREATE b=csum(甲预期治愈人数).
7   IF (年龄=50) 甲预期总=b.
8   CREATE c=csum(乙预期治愈人数).
9   IF (年龄=50) 乙预期总=c.
10  COMPUTE 甲标化率=甲预期总/标准总数*100000.
11  COMPUTE 乙标化率=乙预期总/标准总数*100000.
12  TITLE 直接法计算标准化肿瘤死亡率(1/10万).
13  LIST 年龄 标准人口 甲治愈率 甲预期治愈人数 乙治愈率 乙预期治愈人数.
14  TITLE 合计.
15  LIST 标准总数 甲预期总. 乙预期总.
16  TITLE 标准总数 甲预期总. 乙预期总.
17  TITLE 直接法标准化率的计算结果.
18  LIST 甲标化率 乙标化率.
19  EXECUTE.
```

图 F3.12　SPSS 的程序编辑窗口

注：为方便输入中文，SPSS 程序可以先在 Word、记事本等文本编辑软件中编辑，然后将程序粘贴到 SPSS Statistics Syntax Editor 窗口内提交运行即可。

〖结果〗 例 F3.2 的 SPSS 程序运行结果如下:

(1) 建立变量情况如图 F3.11 所示。

(2) SPSS OUTPUT 结果如图 F3.13 所示。

直接法计算标准化治愈率(%)

年龄	标准人口	甲治愈率	甲预期治愈人数	乙治愈率	乙预期治愈人数
30.00	400.00	60.00	240.00	65.00	260.00
40.00	400.00	72.50	290.00	77.50	310.00
50.00	400.00	35.00	140.00	41.70	166.80

Number of casestead: 6 　　　　　　Number of cases lished: 6

合计

标准总数	甲预期总	乙预期总
1200.00	670.00	736.80

Number of cases tead: 6 　　　　　Number of cases lished: 6

直接法标准化率的计算结果

甲标化率	乙标化率
55.83	61.40

Number of cases tead: 6 　　　　　Number of cases lished: 6

图 F3.13　SPSS OUTPUT 结果

〖解释〗

(1) 图 F3.13 的第一部分依次列出了年龄、标准人口、甲疗法治愈率、甲疗法预期治愈人数、乙疗法治愈率、乙疗法预期治愈人数。

(2) 图 F3.13 的第二部分列出了标准总数、甲疗法预期治愈人数、乙疗法预期治愈人数的求和情况。

(3) 图 F3.13 的第三部分是直接法标准化率的计算结果,甲疗法标准化总治愈率为 55.83%,乙疗法标准化总治愈率为 61.40%。

可见,经标准化以后,乙疗法的总治愈率高于甲疗法,校正了原来不合理的结果。

三、总体均数估计与假设检验

(一) 单样本 t 检验

【例 F3.3】 某市为分析不同时期儿童的生长发育情况,随机调查了 30 名 8 岁小学男生,测量他们的体重发育指标如表 F3.4 所示,试与 10 年前同年龄组男孩的体重发育指标进行比较。10 年前大量调查的同年龄组男孩的体重均数为 22.68(kg)。

表 F3.4　30 名 8 岁小学男生的体重发育指标测量值(kg)

26.6	23.1	23.5	24.8	23.4	22.1	19.8	23.0	22.3	24.0
25.3	24.7	25.5	24.5	25.2	25.0	26.1	27.9	26.8	27.2
24.3	24.5	23.9	19.9	26.9	25.4	26.4	25.0	26.3	31.9

〖分析〗　本例已知总体均数 $\mu_0 = 22.68$(kg)，随机样本 30 例($n = 30$)原始数据，目的是推断该样本所代表的总体均数 μ 与已知总体均数 μ_0 是否有差别，可采用单样本 t 检验。

〖操作〗　操作通过调用 SPSS 的 Analyze 菜单中 Compare Means 中的 One-Sample T Test 过程实现。

1. 数据准备

（1）建立数据库：激活 SPSS 的数据编辑窗口，单击窗口左下角的 Variable View(变量视图)，定义变量为"tz"，在 Label(变量名标签)框中输入"体重"，如图 F3.14 所示。选择菜单 File→Save 或 Save as，以"例 F3.3.sav"文件名保存。

（2）输入数据：点击数据编辑窗口左下角的 Data View(数据视图)，按顺序输入相应的数据，如图 F3.14 所示。选择菜单 File→Save 或 Save as，以"例 F3.3.sav"文件名保存数据。

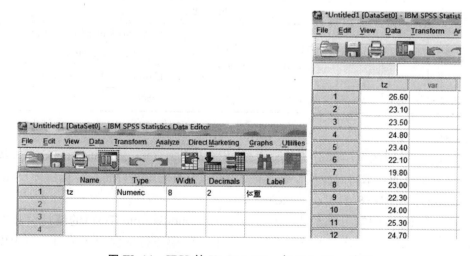

图 F3.14　SPSS 的 Variable View 与 Data View 窗口

2. 统计分析

选择菜单 Analyze→Compare Means 中的 One-Sample T Test，弹出 One-Sample

T Test（单样本 t 检验）主对话框。选择变量"体重［tz］"，单击中间的 ➡，将其送入 Test Variable(s)（分析变量）框中；在 Test Value（用于输入已知总体均数）框中输入 22.68，如图 F3.15 所示。单击 OK，输出结果。

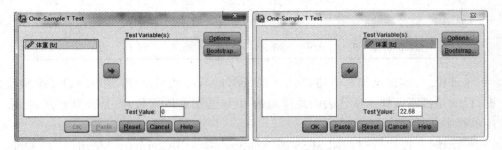

图 F3.15　One-Sample T Test 主对话框

〖结果〗　例 F3.3 的 SPSS 输出结果如表 F3.5 所示。

表 F3.5　例 F3.3 的 SPSS 输出结果

One-Sample Statistics				
	N	Mean	Std. Deviation	Std. Error Mean
体重	30	24.843 3	2.344 72	0.428 09

One-Sample Test						
	Test Value = 22.68					
	t	df	Sig. (2-tailed)	Mean Difference	95% Confidence Interval of the Difference	
					Lower	Upper
体重	5.054	29	0.000	2.163 33	1.287 8	3.038 9

〖解释〗

（1）表 F3.5 的第一部分为单样本统计量描述表（One-Sample Statistics），描述了分析变量的基本情况。从左到右依次为例数（N）、均数（Mean）、标准差（Std. Deviation）、标准误（Std. Error Mean）。

（2）表 F3.5 的第二部分为单样本 t 检验（One-Sample Test）的统计分析结果，第一行注明了用于比较的已知总体均数 22.68；第二行依次为 t 值（t）、自由度（df）、双侧 P 值［Sig. (2-tailed)］、两均数的差值（Mean Difference）、差值 95% 可信区间（95% confidence interval of the difference）的下限（Lower）和上限（Upper）。本例 $t = 5.054$，$\nu = 29$，双侧 $P < 0.001$，按 $\alpha = 0.05$ 水准，拒绝 H_0，接受 H_1，差

异有统计学意义,可认为该城市 8 岁小学男生的平均体重高于 10 年前同年龄男孩的体重。

（二）配对 t 检验

【例 F3.4】 用两种方法测定 12 份血清样品中 Mg^{2+} 含量(mmol/L)的结果见表 F3.6.试问两种方法的测定结果有无差异?

表 F3.6　两种方法测定血清 Mg^{2+} (mmol/L)的结果

试样号	甲基百里酚蓝(MTB)法	葡萄糖激酶两点法	差　值
1	0.94	0.92	0.02
2	1.02	1.01	0.01
3	1.14	1.11	0.03
4	1.23	1.22	0.01
5	1.31	1.32	−0.01
6	1.41	1.42	−0.01
7	1.53	1.51	0.02
8	1.61	1.61	0.00
9	1.72	1.72	0.00
10	1.81	1.82	−0.01
11	1.93	1.93	0.00
12	2.02	2.04	−0.02

〖分析〗 该资料为同一受试对象处理前后的比较,为自身配对设计,可采用配对 t 检验。进行统计推断,而不能直接用样本信息下结论。

〖操作〗 通过调用 SPSS 的 Paired-Samples T Test 过程实现。

1. 数据准备

定义变量:MTB 法、葡萄糖激酶两点法。输入数据,以"例 F3.4.sav"文件名保存,如图 F3.16 所示。

2. 统计分析

选择菜单 Analyze→Compare Means→Paired-Samples T Test,弹出 Paired-Samples T Test(配对 t 检验)主对话框。依次选中两个成对变量"MTB 法"和"葡萄糖激酶两点法",单击中间的 ,将其成对送入 Paired Variables(配对变量)框

中,如图 F3.17 所示。单击 OK,输出结果。

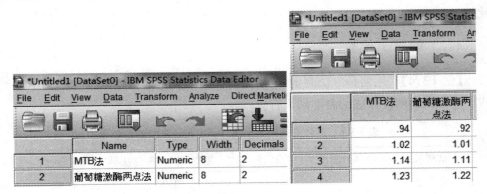

图 F3.16　Variable View 与 Data View 窗口

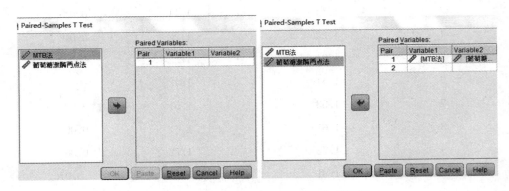

图 F3.17　Paired-Samples T Test 主对话框

〖结果〗　例 F3.4 的 SPSS 输出结果如表 F3.7 所示。

表 F3.7　例 F3.4 的 SPSS 输出结果

Paired Samples Statistics					
		Mean	N	Std. Deviation	Std. Error Mean
Pair 1	MTB 法	1.472 5	12	0.356 04	0.102 78
	葡萄糖激酶两点法	1.469 2	12	0.366 05	0.105 67

Paired Samples Correlations				
		N	Correlation	Sig.
Pair 1	MTB 法 葡萄糖激酶两点法	12	1.000	0.000

Paired Samples Test

	Paired Differences					t	df	Sig. (2-tailed)
	Mean	Std. Deviation	Std. Error Mean	95% Confidence Interval of the Difference				
				Lower	Upper			
Pair 1 MTB 法 葡萄糖激酶两点法	0.003 33	0.014 97	0.004 32	− .006 18	0.012 85	0.771	11	0.457

【解释】

(1) 表 F3.7 的第一部分为成对样本统计量描述表,分别描述了配对变量的基本情况:从左至右依次为均数(Mean)、对子数(N)、标准差(Std. Deviation)、标准误(Std. Error Mean)。本例对子数 $n = 12$,MTB 法 $\bar{x}_1 = 1.47$(mmol/L),$s_1 = 0.35$(mmol/L),$S_{\bar{x}1} = 0.10$(mmol/L),葡萄糖激酶两点法 $\bar{x}_2 = 1.47$(mmol/L),$s_2 = 0.37$(mmol/L),$S_{\bar{x}2} = 0.11$(mmol/L)。

(2) 表 F3.7 的第二部分为配对变量间的相关分析,本例对子数 $n = 15$,相关系数(Correlation)$r = 1.000$,$P < 0.001$

(3) 表 F3.7 的第三部分为配对 t 检验(Paired Samples Test)的统计分析结果,从左到右依次为差值的均数(Mean)、标准差(Std. Deviation)、标准误(Std. Error Mean)、差值95%可信区间(95% Confidence Interval of the Difference)的下限(Lower)和上限(Upper)、t 值(t)、自由度(df)、双侧 P 值[Sig. (2-tailed)]。本例 $t = 0.771$,$\nu = 11$,$P > 0.05$,按 $\alpha = 0.05$ 水准,不拒绝 H_0,差异无统计学意义,尚不能认为两方法测定结果不同。

(三)完全随机设计两样本均数比较的 t 检验

【例 F3.5】 某医师要观察两种药物对原发性高血压的疗效,将诊断为 Ⅱ 期高血压的 20 名患者随机分为两组(两组患者基线时血压差别没有统计学意义),一组用卡托普利治疗,另一组用尼莫地平治疗,3 个月后观察舒张压下降的幅度(mmHg),结果如表 F3.8 所示,试判断两种药物的降压效果有无差异。

表 F3.8　两种药物治疗原发性高血压的疗效表(mmHg)

卡托普利组(X_1)	12	17	13	8	4	10	9	12	10	7
尼莫西平组(X_2)	11	8	12	13	9	10	8	0	7	16

〔分析〕　该资料属于完全随机设计的计量资料,目的是推断 μ_1 和 μ_2 是否相同,可采用完全随机设计两样本均数比较的 t 检验。

〔操作〕　调用 SPSS 的 Independent-Samples T Test 过程实现。

1. 数据准备

(1) 建立数据库:激活 SPSS 的数据编辑窗口,单击窗口左下角的 Variable View(变量视图),定义变量,第一个变量名为分组〔在 Values(变量值标签)中定义:1＝卡托普利组,2＝尼莫西平组〕;第二个变量名为舒张压下降幅度(Label 框中输入"舒张压下降幅度"),如图 F3.18 所示。选择菜单 File→Save 或 Save as,以"例 F3.5.sav"文件名保存。

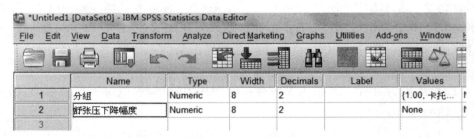

图 F3.18　SPSS 的 Variable View 窗口

(2) 输入数据:点击编辑窗口左下角的 Data View(数据视图),按顺序输入相应的数据,如图 F3.19 所示。

2. 统计分析

选择菜单 Analyze→Compare Means→Independent-Samples T Test,弹出 Independent-Samples T Test(两独立样本 t 检验)主对话框,如图 F3.20 所示。

(1) 选择变量"舒张压下降幅度",单击第一个 ➡,将其选入 Test Variable(s) 框中。

(2) 选择变量"分组",单击第二个 ➡,将其选入 Grouping Variable(分组变量)框中,如图 F3.20 所示。

(3) 单击 Grouping Variable 下方的 Define Groups(定义分组变量值),弹出 Define Groups 子对话框,在 Use specified values(使用指定数值)的 Group1 框中输入 1,Group2 框中输入 2,如图 F3.21 所示,单击 Continue 返回,再单击 OK,输出结果。

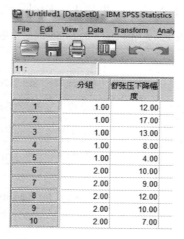

图 F3. 19　SPSS 的 Data View 窗口

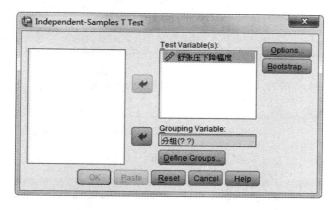

图 F3. 20　Independ-Samples T Test 主对话框

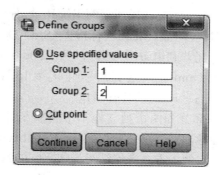

图 F3. 21　Define Groups 子对话框

〖结果〗 例 F3.5 的 SPSS 输出结果如表 F3.9 所示。

表 F3.9 例 F3.5 的 SPSS 输出结果

Group Statistics

	分　组	N	Mean	Std. Deviation	Std. Error Mean
舒张压下降幅度	卡托普利组	10	10.200 0	3.583 91	1.133 33
	尼莫西平组	10	9.400 0	4.273 95	1.351 54

Independent Samples Test

		Levene's Test for Equality of Variances		t-test for Equality of Means						
		F	Sig.	t	df	Sig. (2-tailed)	Mean Difference	Std. Error Difference	95% Confidence Interval of the Difference	
									Lower	Upper
舒张压下降幅度	Equal Variances Assumed	0.097	0.075 9	0.454	18	0.656	0.800 00	1.763 83	−2.905 68	4.505 68
	Equal Variances not Assumed			0.454	17.469	0.656	0.800 00	1.763 83	−2.913 76	4.513 76

〖解释〗

(1) 表 F3.9 的第一部分为统计描述表两组统计量,分别描述了两组分析变量的基本情况:分组例数(N)、均数(Mean)、标准差(Std. Deviation)、标准误(Std. Error Mean)。本例中卡托普利组 $n_1 = 10$,$\bar{x}_1 = 10.200\ 0$(mmHg),$s_1 = 3.583\ 91$(mmHg),$S_{\bar{x}1} = 1.133\ 33$(mmHg),尼莫西平组 $n_2 = 10$,$x_2 = 9.400\ 0$(mmHg),$s_2 = 4.273\ 95$(mmHg),$S_{\bar{x}2} = 1.351\ 54$(mmHg)。

(2) 表 F3.9 的第二部分为两个独立样本 t 检验统计分析的结果,分为两部分:第一部分为方差齐性检验(Levene's Test for Equality of Variances),用于判断两总体方差是否相等,本例中方差齐性结果为 $F = 0.097$,$P = 0.075\ 9$,可认为两总体方差相等,即方差齐性;第二部分分别为两总体方差齐性(Equal Variances Assumed)(用第一行数据)和方差不齐性(Equal Variances not Assumed)(用第二

行数据即 t' 检验)时的 t 检验结果。现两总体方差齐性,应选用方差齐性时的 t 检验结果,即 $t = 0.454$,$\nu = 18$,$P = 0.656$,按 $\alpha = 0.05$ 水准,不拒绝 H_0,差异无统计学意义,尚不能认为该卡托普利和尼莫西平两种药物的降压效果有差别。

四、方差分析

(一)完全随机设计的方差分析

【例 F3.6】 为研究钙离子对体重的影响作用,某研究者将 36 只肥胖模型大白鼠随机等分为 3 组,每组 12 只,分别给予常规剂量钙(0.5%)、中剂量钙(1.0%)和高剂量钙(1.5%)3 种不同的高脂饲料,喂养 9 周,测其喂养前后体重的差值(表 F3.10)。问 3 种不同喂养方式下大白鼠的体重改变是否不同?

表 F3.10 3 种不同喂养方式下大白鼠的体重喂养前后差值(g)

常规剂量钙(0.5%)	中剂量钙(1.0%)	高剂量钙(1.5%)
332.96	253.21	232.55
297.64	135.87	217.71
312.57	269.30	216.15
295.47	258.90	220.72
284.25	254.39	219.46
307.97	200.87	247.47
292.12	227.79	280.75
244.61	237.05	196.01
261.46	216.85	208.24
286.46	238.03	198.41
322.49	238.19	240.35
282.42	243.49	219.56

〖分析〗 该资料是将喂养方式分为 3 种,属于完全随机设计的剂量资料,目的是推断多个样本均数分别代表的多个总体均数是否相同,可采用完全随机设计的

方差分析。

〖操作〗 通过调用 SPSS 的 One-Way ANOVA 过程实现。

1. 数据准备

(1) 建立数据库:激活 SPSS 的数据编辑窗口,单击窗口左下角的 Variable View(变量视图),定义第一个变量名为 group 在 Label(变量名标签)框中输入"分组",在 Values(变量值标签)中用 1 表示常规剂量钙组,2 表示中剂量钙组,3 表示高剂量钙组;第二个变量名为体重差值,在 Label 框中输入"体重差值",如图 F3.22 所示。选择菜单 File→Save 或 Save as,以"例 F3.6.sav"文件名保存。

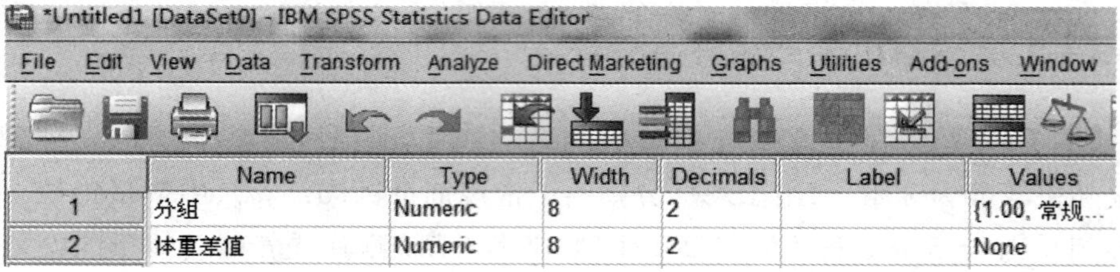

	Name	Type	Width	Decimals	Label	Values
1	分组	Numeric	8	2		{1.00, 常规…
2	体重差值	Numeric	8	2		None

图 F3.22 SPSS 的 Variable View 窗口

(2) 输入数据:点击数据编辑窗口左下角的 Data View(数据视图),按照顺序显示相应的数据,如图 F3.23 所示。

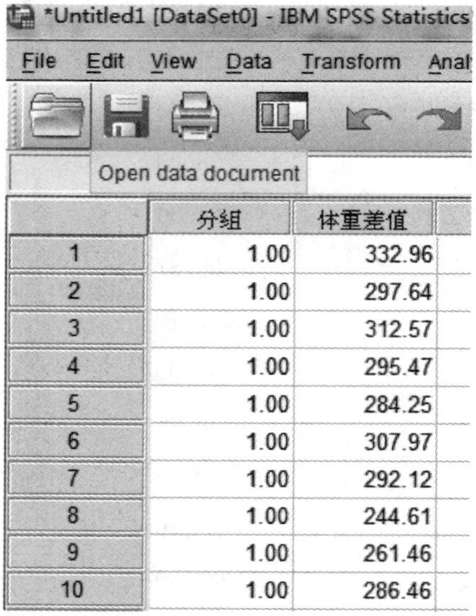

	分组	体重差值
1	1.00	332.96
2	1.00	297.64
3	1.00	312.57
4	1.00	295.47
5	1.00	284.25
6	1.00	307.97
7	1.00	292.12
8	1.00	244.61
9	1.00	261.46
10	1.00	286.46

图 F3.23 SPSS 的 Data View 窗口

2. 统计分析

（1）选择菜单 Analyze→Compare Means→One-Way ANOVA，弹出 One-Way ANOVA（单因素方差分析）主对话框，选择变量"体重差值"，单击第一个，将其送入 Dependent List（因变量列表）框中；选择变量"分组"，单击第二个，将其送入 Factor（分组因素）框中，如图 F3.24 所示。

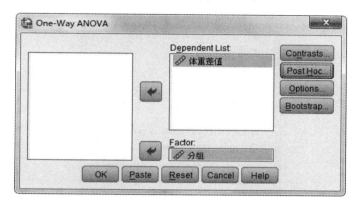

图 F3.24　One-Way ANOVA 主对话框

（2）单击下方的 Post Hoc，弹出 Post Hoc（各组间两两比较）子对话框，在 Equal Variances Assumed（各组方差齐）复选框组中选择 LSD、S-N-K，如图 F3.25 所示，单击 Continue 返回。

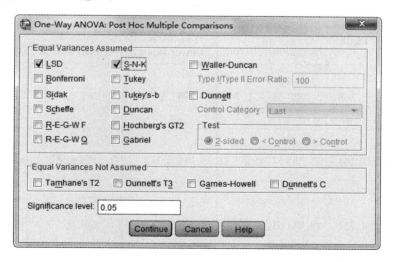

图 F3.25　Post Hoc 子对话框

（3）单击下方的 Option，弹出 Option（选项）子对话框，在 Statistics 复选框组中选择 Descriptive(统计描述)、Homogeneity of variance test(方差齐性检验),如图 F3.26 所示,单击 Continue 返回,再单击 OK,输出结果。

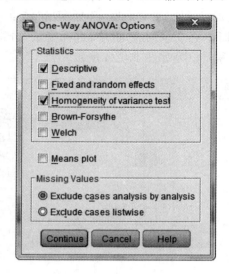

图 F3.26　Options 子对话框

〔结果〕　例 F3.6 的 SPSS 输出结果如表 F3.11 所示。

表 F3.11　例 F3.6 的 SPSS 输出结果

Descriptives								
	N	Mean	Std. Deviation	Std. Error	95% Confidence Interval for Mean		Min-imum	Max-imum
					Lower Bound	Upper Bound		
常规剂量钙组	12	293.368 3	24.620 68	7.107 38	277.725 1	309.011 6	244.61	332.96
中规剂量钙组	12	231.161 7	35.351 67	10.205 15	208.700 3	253.623 0	135.87	269.30
低剂量钙组	12	224.781 7	23.244 61	6.710 14	210.012 7	239.550 6	196.01	280.75
Total	36	249.770 6	41.684 72	6.947 45	235.666 5	263.874 6	135.87	332.96

　　医学统计学学习指导

Test of Homogeneity of Variances

Levene Statistic	df1	df2	Sig.
0.444	2	33	0.645

ANOVA

	Sum of Squares	df	Mean Square	F	Sig.
Between Groups	34 458.018	2	17 229.009	21.570	0.000
Within Groups	26 358.533	33	798.743		
Total	60 816.552	35			

Post Hoc Tests

Multiple Comparisons

	(I)分组	(J)分组	Mean Difference (I-J)	Std. Error	Sig.	95% Confidence Interval	
						Lower Bound	Upper Bound
LSD	常规剂量钙组	中规剂量钙组	62.206 67*	11.537 93	0.000	38.732 6	85.680 8
		低剂量钙组	68.586 67*	11.537 93	0.000	45.112 6	92.060 8
	中规剂量钙组	常规剂量钙组	−62.206 67*	11.537 93	0.000	−85.680 8	−38.732 6
		低剂量钙组	6.380 00	11.537 93	0.584	−17.094 1	29.854 1
	低剂量钙组	常规剂量钙组	−68.586 67*	11.537 93	0.000	−92.060 8	−45.112 6
		中规剂量钙组	−6.380 00	11.537 93	0.584	−29.854 1	17.094 1

Homogeneous Subsets

Student-Newman-Keuls[a]	分组	N	Subset for alpha = 0.05	
			1	2
	低剂量钙组	12	224.781 7	
	中规剂量钙组	12	231.161 7	
	常规剂量钙组	12		293.368 3
	Sig.		0.584	1.000

＊. The mean difference is significant at the 0.05 level.

Means for groups in homogeneous subsets are displayed.

Uses Harmonic Mean Sample Size = 12.000.

〖解释〗

(1) 表 F3.11 的第一部分为统计描述表,描述了不同剂量钙组的体重差值的集中趋势和离散趋势。从左到右依次为例数(N)、均数(Mean)、标准差(Std. Deviation)、标准误(Std. Error Mean)、总体均数 95% 可信区间(95% Confidence Interval of the Difference)、最小值(Minimum)、最大值(Maximum)。

(2) 表 F3.11 的第二部分为方差齐性检验结果,Levene 统计量为 0.444,$\nu_1 = 2$,$\nu_2 = 33$,$P = 0.645$,可以认为样本所在各总体的方差相等即方差齐性。

(3) 表 F3.11 的第三部分为单因素方差分析的结果,从左到右依次为离均差平方和(Sum of Squares)、自由度(df)、均方(Mean Squares)、F 值(F)、P 值(Sig.);从上到下依次为处理组间(Between Groups)、组内(Within Groups)、总变异(Total)。本例 $F = 21.570$,$P < 0.001$,按 $\alpha = 0.05$ 水准,拒绝 H_0,接受 H_1,差异有统计学意义,可认为 3 种不同喂养方式下大白鼠体重改变的总体平均水平有差别。

(4) 表 F3.11 的第四部分为采用 LSD-t 检验进行两两比较的结果,均数差值[Mean Difference (I-J)]用"＊"标注的,表示所对应的两组均数间差异有统计学意义($P < 0.05$)。由表 F3.11 第四部分可见,中剂量钙组与低剂量钙组之间差异无统计学意义,常规剂量组与其他两组之间差异均有统计学意义。

(5) 表 F3.11 的第五部分为采用 S-N-K 检验进行两两比较的结果,首先在表格的纵向上各组均数按大小排序,然后在表格的横向上被分成若干亚组,不同亚组

的各组均数比较的 P 值小于 0.05，而同一亚组内的 P 值则大于 0.05。由表F3.11第五部分可见，低剂量钙组与中剂量钙组在第 1 亚组（组内两两比较 P 值为0.584），常规剂量钙组在第 2 亚组（组内自身两两比较 P 值为 1.000）。按 $\alpha = 0.05$ 水准，常规剂量钙组与中、低剂量钙组之间差异均有统计学意义，中剂量钙组与低剂量钙组之间差异无统计学意义，可认为常规剂量钙与中、低剂量钙喂养方式下大白鼠体重改变不同，而中剂量与低剂量钙组喂养方式下大白鼠体重改变无差别。

（二）随机区组设计的方差分析

【例 F3.7】 为探索丹参对肢体缺血再灌注损伤的影响，将 30 只纯种新西兰实验用大白兔，按窝别分为 10 个区组。每个区组的 3 只大白兔随机接受 3 种不同的处理，即在松止血带前分别给予丹参 2 mL/kg、丹参 1 mL/kg、生理盐水 2 mL/kg，分别测定松止血带前、后 1 小时血中的白蛋白含量（g/L），计算出白蛋白的减少量（如表 F3.12 所示）。问 3 种处理方法的效果是否不同？

表 F3.12　3 种方案处理后大白兔血中的白蛋白减少量（g/L）

区　组	丹参 2 mL/kg	丹参 1 mL/kg	生理盐水 2 mL/kg
1	2.21	2.91	4.25
2	2.32	2.64	4.56
3	3.15	3.67	4.33
4	1.86	3.29	3.89
5	2.56	2.45	3.78
6	1.98	2.74	4.62
7	2.37	3.15	4.71
8	2.88	3.44	3.56
9	3.05	2.61	3.77
10	3.42	2.86	4.23

〖分析〗 该资料属于随机区组设计的计量资料，目的是推断各处理组的多个总体均数及各区组的多个总体均数是否相同，可采用随机区组设计的方差分析。

〖操作〗 通过调用 SPSS 的 Univariate 过程实现。

1. 数据准备

定义变量：处理组（Value 定义：1＝丹参 2 mL/kg，2＝丹参 1 mL/kg，3＝生理盐水 2 mL/kg）、区组、白蛋白。输入数据，如图 F3.27 所示。

2．统计分析

（1）选择菜单 Analyze→general linear model→Univariate，弹出 Univariate（单变量一般线性模型）主对话框，选择变量"白蛋白"，单击第一个 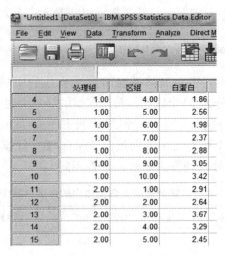，将其选入 Dependent Variable（因变量）框中；选择变量"处理组"和"区组"，单击第二个 ，将其选入 Fixed Factor（固定因素）框中，如图 F3.28 所示。

图 F3.27　SPSS 的 Data View 窗口

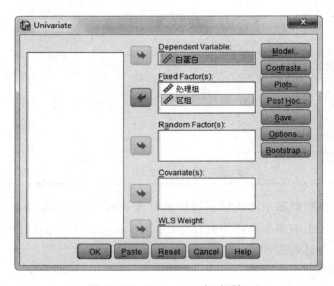

图 F3.28　Univariate 主对话框

　医学统计学学习指导

（2）单击右上方的 Model，弹出 Model（模型）子对话框。在 Specify Model（指定方差分析模型）单选框组中选择 Custom（自定义），在中部的 Build Term（构造条件）下拉列表框中选择 Main effects（主效应）；选中"处理组"和"区组"，单击中间的 ，将其选入右侧的 Model 框中，如图 F3.29 所示，单击 Continue 返回。单击 Post Hoc，弹出 Post Hoc 子对话框，选中变量"处理组"，单击中间的 ，将其选入右侧的 Post Hoc Tests for 框中，在 Equal Variances Assumed 复选框组中选择 S-N-K，如图 F3.30 所示，单击 Continue 返回，再单击 OK，输出结果。

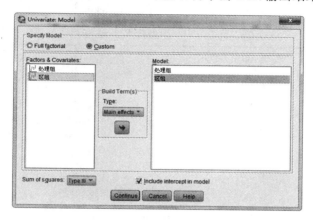

图 F3.29 Model 子对话框

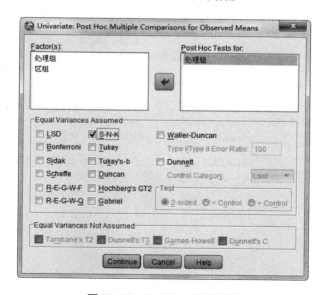

图 F3.30 Post Hoc 子对话框

〖结果〗 例 F3.7 的 SPSS 输出结果如表 F3.13 所示。

表 F3.13 例 F3.7 的 SPSS 输出结果

Univariate Analysis of Variance

Between-Subjects Factors

		Value Label	N
处理组	1.00	丹参 2 mL/kg	10
	2.00	丹参 1 mL/kg	10
	3.00	生理盐水 2 mL/kg	10
区组	1.00		3
	2.00		3
	3.00		3
	4.00		3
	5.00		3
	6.00		3
	7.00		3
	8.00		3
	9.00		3
	10.00		3

Tests of Between-Subjects Effects

Dependent Variable:白蛋白

Source	Type III Sum of Squares	df	Mean Square	F	Sig.
Corrected Model	15.259[a]	11	1.387	6.608	0.000
Intercept	315.317	1	315.317	1 502.108	0.000
处理组	13.702	2	6.851	32.636	0.000
区组	1.558	9	0.173	0.824	0.602
Error	3.778	18	0.210		
Total	334.355	30			
Corrected Total	19.038	29			

医学统计学学习指导

Homogeneous Subsets

处理组	N	Subset	
		1	2
丹参 2 mL/kg	10	2.580 0	
丹参 1 mL/kg	10	2.976 0	
生理盐水 2 mL/kg	10		4.170 0
Sig.		0.069	1.000

a. R Squared = 0.802（Adjusted R Squared = 0.680）

Post Hoc Tests

Means for groups in homogeneous subsets are displayed.

Based on observed means.

The error term is Mean Square(Error) = 0.210.

a. Uses Harmonic Mean Sample Size = 10.000.

b. Alpha = 0.05.

〖解释〗

（1）表 F3.13 的第一部分为所分析因素的取值情况列表,由表 F3.13 第一部分可见,处理组分为 3 个水平,各有 10 次测量（$N_i = 10$）;区组因素共有 10 个水平,各有 3 次测量（$N_i = 3$）。

（2）表 F3.13 的第二部分为随机区组方差分析的结果:① 检验结果的第一行是校正方差分析模型（Corrected Model）的检验,$F = 6.608$,$P < 0.001$,差异有统计学意义,可以用它来继续判断模型中系数有无统计学意义;② 第二行是截距（Intercept）,在分析中无实际意义,可忽略;③ 第三行是处理组的方差分析结果,$F = 32.636$,$P < 0.001$,按 $\alpha = 0.05$ 水准,拒绝 H_0,接受 H_1,差异有统计学意义,可认为 3 种处理效果不同;④ 第四行是区组的方差分析结果,$F = 0.824$,$P = 0.602$,按 $\alpha = 0.05$ 水准,不拒绝 H_0,差异无统计学意义,尚不能认为 10 个区组的总体均数不全相同。

（3）表 F3.13 的第三部分为采用 S-N-K 检验进行两两比较的结果,由表 F3.13 第三部分可见,丹参 2 mL/kg 与丹参 1 mL/kg 在第 2 亚组（组内两两比较 P 值为 0.069）,生理盐水 2 mL/kg 在第 1 亚组（组内两两比较 P 值为 1.000）,按 $\alpha = 0.05$ 水准,丹参 2 mL/kg 与生理盐水 2 mL/kg、丹参 1 mL/kg 与生理盐水 2 mL/kg 之间差异均有统计学意义,丹参 2 mL/kg 与丹参 1 mL/kg 之间差异无统计学意义,可认为丹参 2 mL/kg 与生理盐水 2 mL/kg、丹参 1 mL/kg 与生理盐水 2 mL/kg 处理效果不同,丹参 2 mL/kg 与丹参 1 mL/kg 处理效果无差别。

五、χ^2 检验

（一）完全随机设计四格表资料的 χ^2 检验

【例 F3.8】 将病情相似的 169 名消化道患者随机分成两组，分别用奥美拉唑与雷尼替丁两种药物进行治疗，4 周后评价其疗效，结果如表 F3.14 所示。问两种药物治疗消化道溃疡的愈合率有无差别？

表 F3.14 两种药物治疗消化道溃疡 4 周后疗效

处 理	愈 合	未愈合	合 计	有效率
奥美拉唑	64	21	85	75.29%
雷尼替丁	51	33	84	60.71%
合 计	115	54	169	68.05%

〖分析〗 该资料是将随机抽取的 169 例消化道溃疡患者分成两组，按两种药的疗效（愈合、未愈合）分类，属于完全随机设计的二分类计数资料，目的是推断两样本率分别代表的两总体率有无差别，应选用完全随机设计四格表资料的 χ^2 检验。

〖操作〗 处理步骤如下。

1. 数据准备

（1）建立数据库：激活 SPSS 的数据编辑窗口，单击窗口左下角的 Variable View（变量视图），定义第一个变量名为频数，第二个变量名为药物，在 Values（变量值标签）中用 1 表示奥美拉唑，2 表示雷尼替丁；第三个变量名为疗效，在 Values 中用 1 表示愈合，2 表示未愈合，如图 F.31 所示。选择菜单 File→Save 或 Save as，以"例 F3.8.sav"文件名保存。

（2）输入数据：点击数据编辑窗口左下角的 Data View（数据视图），按顺序输入相应的数据，如图 F3.32 所示。

（3）频数加权：调用 Weigh Cases 过程实现。选择菜单 Data-Weigh Case，弹出 Weigh Cases 对话框，选择 Weigh Cases by 选中变量"频数"，单击 ➡，将其送入 Frequency Variable（频数变量）框中，如图 F3.33 所示，单击 OK。

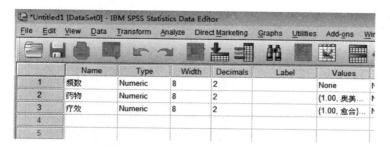

图 F3.31　SPSS 的 Variable View 窗口

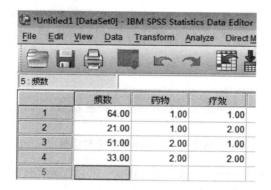

图 F3.32　SPSS 的 Date View 窗口

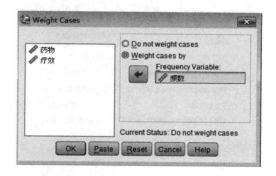

图 F3.33　Weight Cases 对话框图

2．统计分析

（1）选择菜单：Analyze→Descriptive Statistics→Crosstabs，弹出 Crosstabs（列联表）主对话框：① 选择变量"药物"，单击第一个，将其送入 Row(s)（行变量）框中；② 选择变量"疗效"，单击第二个，将其送入 Column(s)（列变量）框中，如图 F3.34 所示。

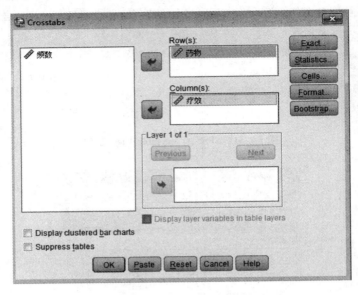

图 F3.34　Corsstabs 主对话框

（2）单击右侧的 Statistics，弹出 Statistics（统计量）子对话框，选择 Chi-square
（χ^2 检验），如图 F3.35 所示，单击 Continue 返回。

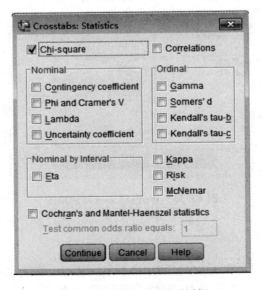

图 F3.35　Statistics 子对话框

（3）单击右侧的 Cells，弹出 Cells（单元格）子对话框：① 在 Counts（计数）复选框中选择 Observed（观察数或实际频数）、Expected（期望频数或理论频数）；② 在 Percentages（百分数）复选框中选择 Row（行百分数），如图 F3.36 所示，单击 Contiune 返回，再单击 OK，输出结果。

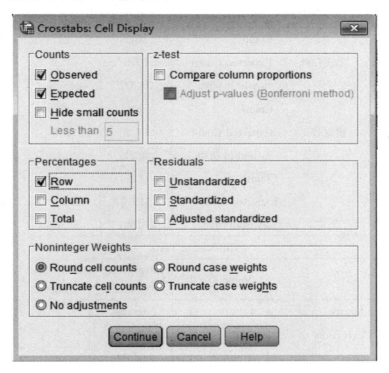

图 F3.36　Cells 子对话框

〖结果〗　例 F3.8 的 SPSS 输出结果如表 F3.15 所示。

表 F3.15　例 F3.8 的 SPSS 输出结果

Case Processing Summary

	Cases					
	Valid		Missing		Total	
	N	Percent	N	Percent	N	Percent
药物 * 疗效	169	100.0%	0	0.0%	169	100.0%

药物 * 疗效 Crosstabulation

			疗效		Total
			愈合	未愈合	
药物	奥美拉唑	Count	64	21	85
		Expected Count	57.8	27.2	85.0
		% within 药物	75.3%	24.7%	100.0%
	雷尼替丁	Count	51	33	84
		Expected Count	57.2	26.8	84.0
		% within 药物	60.7%	39.3%	100.0%
Total		Count	115	54	169
		Expected Count	115.0	54.0	169.0
		% within 药物	68.0%	32.0%	100.0%

Chi-Square Tests

	Value	df	Asymp. Sig. (2-sided)	Exact Sig. (2-sided)	Exact Sig. (1-sided)
Pearson Chi-Square	4.130[a]	1	0.042		
Continuity Correction[b]	3.487	1	0.062		
Likelihood Ratio	4.156	1	0.041		
Fisher's Exact Test				0.049	0.031
Linear-by-Linear Association	4.106	1	0.043		
N of Valid Cases	169				

a. 0 cells（0.0%）have expected count less than 5. The minimum expected count is 26.84.

b. Computed only for a 2×2 table

〖解释〗

（1）表 F3.15 的第一部分为记录处理情况概要，依次为有效（Valid）、缺失（Missing）、合计（Total）的例数和百分数。本例有效例数为 169，缺失值为 0，总例数为 169。

（2）表 F3.15 的第二部分为统计描述表，描述了两种药的疗效。从上到下依次为奥美拉唑、雷尼替丁和合计的实际频数（Count）、理论频数（Expected Count）、百分数（%）。本例奥美拉唑治疗 85 人，有效 64 人，有效率为 75.3%；本例雷尼替丁治疗 84 人，有效 51 人，有效率为 60.7%；总例数 $n=169$；所有基本格子的理论频数均大于 5。

（3）表 F3.15 的第三部分为四格表 χ^2 检验的结果：① 注释：b. 仅为 2×2 表计算（Computed only for a 2×2 table），即只在 2×2 表时系统才计算校正 χ^2 值；a. 0 个（0.0%）格子的理论频数小于 5，最小理论频数为 26.84。本例 $n=169$，$T>5$，应选择未校正 χ^2 检验。② 表中从左到右依次为检验统计量（Value）、自由度（df）、双侧 P 值［Asymp. Sig.（2-sided）］、双侧确切概率法 P 值［Exact Sig.（2-sided）］、单侧确切概率法 P 值［Exact Sig.（1-sided）］；从上到下依次为未校正 χ^2 检验或 Pearsonχ^2 检验、Fisher′s 确切概率法、线性模型估计 χ^2 检验、有效例数。本例未校正 χ^2 检验结果为 $\chi^2=4.130$，$P=0.042$，按 $\alpha=0.05$ 水准，拒绝 H_0，接受 H_1，差异有统计学意义，可认为两药的有效率不同，奥美拉唑的有效率高于雷尼替丁。

（二）完全随机设计行×列表资料的 χ^2 检验

【例 F3.9】 用 3 种不同的方法治疗慢性支气管炎的疗效如表 F3.16 所示，试比较 3 种治疗慢性支气管炎的疗效。

表 F3.16　3 种不同治疗方法治疗慢性支气管炎的疗效

组　别	有　效	无　效	合　计	有效率（%）
A 药	35	5	40	87.50
B 药	20	10	30	66.67
C 药	7	25	32	21.88
合　计	62	40	102	60.78

〖分析〗

（1）该资料属于完全随机设计的 3 组二分类的计数资料，选用完全随机设计行×列表资料的 χ^2 检验。

（2）采用多个样本率（或构成比）比较的 χ^2 检验，当拒绝零假设时，只能认为各总体率（或构成比）总的有差别，而不能认为每两组之间都有差异，需要进一步进行组间的两两比较。将拆分为 $2\times C$ 表进行 χ^2 检验。为减少犯第 Ⅰ 类错误的概率，需要调整检验水准 α。

〖操作〗 通过调用 SPSS 的 Crosstabs 过程实现。

1. 完全随机设计行×列表格资料的 χ^2 检验操作步骤与例 F3.8 类似

定义变量：频数、药物（Values 定义：1 表示 A 药，2 表示 B 药，3 表示 C 药）、疗效（Valuesiew 定义：1 表示有效，2 表示无效）。

2. 多个样本率之间的两两比较

（1）行×列表分割：打开 SPSS 的 Variable View 窗口，如图 F3.37 所示，单击变量"药物"的 Missing（缺失值）框右半部的省略号，弹出 Missing Values（缺失值）对话框，选择 Discrete missing values（不连续缺失值），并在其下方的格子中输入"3"，如图 F3.38 所示，单击 OK。

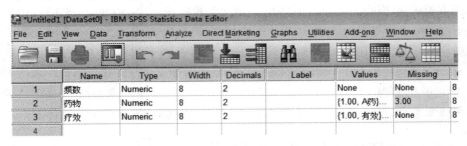

图 F3.37 SPSS 的 Variable View 窗口

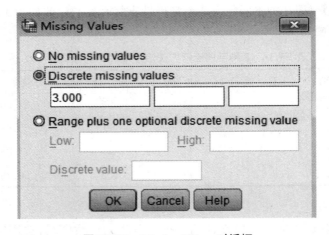

图 F3.38 Missing Values 对话框

（2）第 1 组与第 2 组比较的四格表 χ^2 检验：操作步骤参见例 F3.8。

按此办法进行其他各比较组之间的两两比较（设"药物"的 MissingValues 为 2，比较组为第 1 组与第 3 组；设药物"的 Missing Values 为 1，比较组为第 2 组与第 3 组）。

〖结果〗 例 F3.9 的 SPSS 输出结果如表 F3.17 所示。

表 F3.17　例 F3.9 的 SPSS 输出结果

药物 * 疗效 Crosstabulation

			疗效		Total
			有效	无效	
药物	A 药	Count	35	5	40
		Expected Count	24.3	15.7	40.0
		% within 药物	87.5%	12.5%	100.0%
	B 药	Count	20	10	30
		Expected Count	18.2	11.8	30.0
		% within 药物	66.7%	33.3%	100.0%
	C 药	Count	7	25	32
		Expected Count	19.5	12.5	32.0
		% within 药物	21.9%	78.1%	100.0%
Total		Count	62	40	102
		Expected Count	62.0	40.0	102.0
		% within 药物	60.8%	39.2%	100.0%

Chi-Square Tests

	Value	df	Asymp. Sig. （2-sided）
Pearson Chi-Square	32.736[a]	2	.000
Likelihood Ratio	34.666	2	.000
Linear-by-Linear Association	31.157	1	.000
N of Valid Cases	102		

a. 0 cells （0.0%） have expected count less than 5. The minimum expected count is 11.76.

〖解释〗

（1）表 F3.17 的第一部分为统计描述表，描述了 3 种药治疗慢性支气管炎的疗效。本例 A 药治疗 40 人，有效 35 人，有效率为 87.5%；B 药治疗 30 人，有效 20 人，有效率为 66.67%；C 药治疗 32 人，有效 7 人，有效率为 21.88%；总例数 $n = 102$；所有基本格子的理论频数均大于 5。

（2）表 F3.17 的第二部分为行×列 χ^2 检验的结果。① 注释：a.0 个（0.0%）格子的理论频数小于 5，最小理论频数为 11.76。现 $n = 102$，$T > 5$，应选择未校正

χ^2 检验。② 本例未校正 χ^2 检验结果为 $\chi^2 = 32.736, P < 0.001$，按 $\alpha = 0.05$ 水准，拒绝 H_0，接受 H_1，差异有统计学意义，可认为 3 种药的有效率不完全相同。

（3）将 3 种药治疗慢性支气管炎有效率之间两两比较的 SPSS 结果整理如表 F3.18 所示（检验水准调整值 α' 为 0.017）。

表 F3.18　3 种药物治疗慢性支气管炎有效率之间的两两比较

对比组	四格表 χ^2 值	P	检验水准调整值 α'	检验结果
A 与 B	4.419	0.036	0.017	−
A 与 C	31.500	<0.001	0.017	∗
B 与 C	12.636	<0.001	0.017	∗

注：表中"∗"表示差异有统计学意义，"−"表示差异无统计学意义。

（三）配对资料的 χ^2 检验

【例 F3.10】　设有 132 份食品标本，把每份标本一分为二，分别用两种检验方法做沙门菌检验，检验结果如表 F3.19 所示，试判断两种检验方法的阳性结果是否有差别。

表 F3.19　两种检验方法检验结果比较

甲 法	乙 法		合 计
	+	−	
+	80(a)	10(b)	90
−	31(c)	11(d)	42
合 计	111	21	132

〖分析〗　该资料属于配对计数资料，采用配对 χ^2 检验；如果要了解甲、乙两法测定结果之间有无相关关系，则采用普通四格表 χ^2 检验。

〖操作〗　通过调用 SPSS 的 Crosstabs 过程实现（操作步骤与例 F3.8 类似）。

不同点：① 定义变量：频数、甲法（Values 定义：1 表示阳性；2 表示阴性）、乙法（Values 定义：1 表示阳性；2 表示阴性）；② 在 Crosstabs 主对话框中，将变量"甲法"入选 Row 框中，变量"乙法"入选 Columns 框中；③ 在 Statistics 子对话框中，选择 Chi-square 和 McNemar（配对 χ^2 检验或 McNemar 检验）；④ 在 Cells 子对话框中，选择 Observed、Expected、Total（合计百分数）。

〖结果〗　例 F3.10 的 SPSS 输出结果如表 F3.20 所示。

表 F3.20　例 F3.10 的 SPSS 输出结果

甲法 * 乙法 Crosstabulation

			乙 法		合 计
			阳　性	阴　性	
甲　法	阳　性	Count	80	10	90
		Expected Count	75.7	14.3	90.0
		% of Total	60.6%	7.6%	68.2%
	阴　性	Count	31	11	42
		Expected Count	35.3	6.7	42.0
		% of Total	23.5%	8.3%	31.8%
合　计		Count	111	21	132
		Expected Count	111.0	21.0	132.0
		% of Total	84.1%	15.9%	100.0%

Chi-Square Tests

	Value	df	Asymp. Sig. (2-sided)	Exact Sig. (2-sided)	Exact Sig. (1-sided)
Pearson Chi-Square	4.867[a]	1	0.027		
Continuity Correction[b]	3.805	1	0.051		
Likelihood Ratio	4.581	1	0.032		
Fisher's Exact Test				0.040	0.028
Linear-by-Linear Association	4.830	1	0.028		
McNemar Test				0.001[c]	
N of Valid Cases	132				

a. 0 cells（0.0%）have expected count less than 5. The minimum expected count is 6.68

b. Computed only for a 2×2 table

c. Binomial distribution used.

〔解释〕

（1）表 F3.20 的第一部分为统计描述表,描述了甲、乙两种方法的测定结果。甲法显示阳性数为 90 人,阳性率为 68.2%,乙法显示阳性数为 111 人,阳性率为 84.1%;两种方法一致测定阳性率为 60.6%。

（2）表 F3.20 的第二部分为四格表 χ^2 检验的结果:① 注释:b.0 个（0.0%）格

子的理论频数小于 5，最小理论频数为 6.68。现 $n = 132$，$T > 5$，应选择未校正 χ^2 检验。② 相关性分析：未校正 χ^2 检验的结果 $\chi^2 = 4.867$，$P = 0.027$，按 $\alpha = 0.05$ 水准，拒绝 H_0，接受 H_1，差异有统计学意义，可认为甲、乙两种方法的测定结果之间有相关关系。③ 优劣性检验：McNemar 检验双侧 P 值为 0.001，按 $\alpha = 0.05$ 水准，拒绝 H_0，接受 H_1，差异有统计学意义，可认为甲、乙两种方法的测定结果有差别，乙法测定阳性率较高。

（四）四格表确切概率法

〖分析〗 若出现 $n < 40$，或者有 1/5 以上的格子的理论频数小于 5，或有一个理论频数小于 1，应使用 Fisher 确切概率法。

〖操作〗 通过调用 SPSS 的 Crosstabs 过程实现（操作步骤参见例 F3.8）。

〖结果〗 见例 F3.8 的结果，第三个表格，Exact Sig.（2-sided）和 Exact Sig.（1-sided）即为 Fisher 确切概率法的双侧和单侧 P 值。

六、秩和检验

（一）配对设计资料的秩和检验

【例 F3.11】 对 9 种水样分别用 EDTA 法和重量法测定硫酸盐含量，结果见表 F3.21，问两种方法测定有无差别？

表 F3.21 两种方法测定水中硫酸盐的含量比较（mmol/L）

水　样	1	2	3	4	5	6	7	8	9
EDTA法	6.07	18.71	17.70	11.33	8.40	3.03	3.13	34.30	41.41
重量法	6.07	18.63	17.77	11.70	8.23	2.98	3.09	34.59	41.72

〖分析〗 该资料属于配对设计的计量资料。由于资料呈偏态分布，前后的数据经对数变换后其差值的变异仍然很大，不服从正态分布，应采用非参数检验方法。本例可选用配对秩和检验，目的是推断配对资料的差值是否来自中位数为零的总体。

〖操作〗 通过调用 SPSS 的 2 Related Samples 过程实现。

1. 数据准备

（1）建立数据库：激活 SPSS 的数据编辑窗口，单击窗口左下角的 Variable View（变量视图），定义第一个变量名为 EDTA 法，第二个变量名为重量法，如图 F3.39 所示。选择菜单 File→Save 或 Save as，以"例 F3.11.sav"文件名保存。

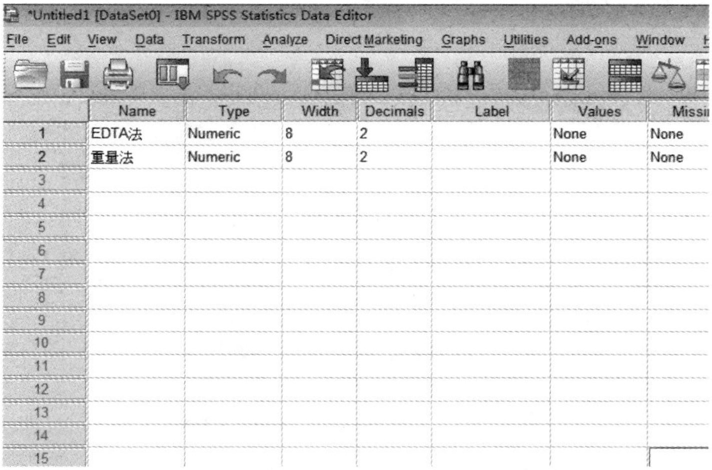

图 F3.39　SPSS 的 Variable View 窗口

（2）输入数据：点击数据编辑窗口左下角的 Data View（数据视图），按顺序输入相应的数据，如图 F3.40 所示。

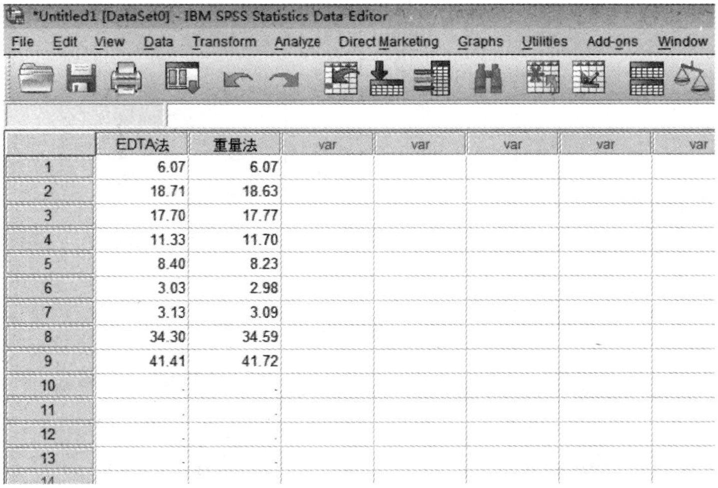

图 F3.40　SPSS 的 Date View 窗口

2．统计分析

选择菜单 Analyze → Nonparametric Tests → Two-Related Samples，弹出 Two-Related-Samples Tests(配对秩和检验)主对话框。依次点击两个成对变量 "EDTA 法"和"重量法"，单击中间的 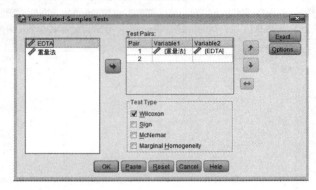，将其成对送入 Test Pairs(分析配对变量列表)框中，如图 F3.41 所示。单击 OK，输出结果。

图 F3.41 Two-Related-Samples Tests

〖结果〗 例 F3.11 的 SPSS 输出结果如表 F3.22 所示。

表 F3.22 例 F3.11 的 SPSS 输出结果

Ranks		N	Mean Rank	Sum of Ranks
EDTA－重量法	Negative Ranks	4[a]	6.00	24.00
	Positive Ranks	4[b]	3.00	12.00
	Ties	1[c]		
	Total	9		

a. EDTA＜重量法

b. EDTA＞重量法

c. EDTA＝重量法

Test Statistics[a]	
	EDTA－重量法
Z	－0.840[b]
Asymp. Sig. (2-tailed)	0.401

a. Wilcoxon Signed Ranks Test

b. Based on positive ranks.

〖解释〗

（1）表 F3.22 的第一部分为编秩情况列表，采用的是 EDTA－重量法的差值。从左到右依次为例数（N）、平均秩次（Mean Rank）、秩和（Sum of Ranks）；从上到下依次为负秩（Negative Ranks）、正秩（Positive Ranks）、相持（Ties）、合计（Total）。本例负秩（EDTA ＜ 重量法）例数为 4，平均秩次为 6，秩和为 24；正秩（EDTA ＞ 重量法）例数为 4，平均秩次为 3，秩和为 12，相持例数为 1。由此可见，负秩和较多，即 EDTA 法测定的含量较低。

（2）表 F3.22 的第二部分为 Wilcoxon 秩和检验结果，列出了基于正秩的统计量 z 值和双侧 P 值。本例 $z = -0.84$，按 $\alpha = 0.05$ 水准，不拒绝 H_0，尚不能认为两种方法测定有差别。

（二）单样本资料的秩和检验

【例 F3.12】 某医师在某工厂随机抽取 16 名工人，测得尿铅含量（μmol/L）为 0.65，0.78，2.13，2.48，2.54，2.68，2.73，3.01，3.13，3.27，3.54，4.38，4.47，5.05，6.08，11.27。已知该地正常人尿铅含量中位数为 2.50 μmol/L。问该厂工人的尿铅含量与正常人有无差别？

〖分析〗 该资料属于计量资料。由于尿铅资料通常呈偏态分布，从本例的数据中也可看出变异较大，故应采用非参数检验方法。本例选用符号秩和检验，目的是推断该样本与已知总体中位数差值是否来自中位数为零的总体。

〖操作〗 通过调用 SPSS 的 Two Related Samples 过程实现（操作步骤参见例 F3.11）。

注意：输入数据时，变量正常人的数值均输入为 2.50。

〖结果〗 例 F3.12 的 SPSS 输出结果如表 F3.23 所示。

表 F3.23　例 F3.12 的 SPSS 输出结果

Ranks		N	Mean Rank	Sum of Ranks
正常人－工人	Negative Ranks	12[a]	9.08	109.00
	Positive Ranks	4[b]	6.75	27.00
	Ties	0[c]		
	Total	16		

a. 正常人＜工人

b. 正常人＞工人

c. 正常人＝工人

Test Statistics^a

	正常人－工人
Z	-2.120^b
Asymp. Sig. （2-tailed）	0.034

a. Wilcoxon Signed Ranks Test

b. Based on positive ranks.

〖解释〗

（1）表 F3.23 的第一部分为编秩情况列表,采用的是正常人－工人的差值,本例负秩（正常人<工人）例数为 12,平均秩次为 9.80,秩和为 109.00;正秩（正常人>工人）例数为 4,平均秩次为 6.75,秩和为 27.00,相持（正常人＝工人）例数为 0。由此可见,负秩和较多,即正常人的尿铅含量较低。

（2）表 F3.23 的第二部分为 Wilcoxon 符号秩和检验结果,列出了基于正秩的统计量 z 值和双侧 P 值。本例 $z=-2.120$,按 $\alpha=0.05$ 水准,拒绝 H_0,接受 H_1,可认为该厂工人尿铅含量高于当地正常人。

（三）完全随机设计两样本资料的秩和检验

【例 F3.13】 某地职业病防治研究欲比较二巯丁二钠与二巯基丙磺酸钠的驱汞效果,将 22 例汞中毒患者随机分配到两组,分别测定并计算出两组驱汞的排汞比值（表 F3.24）。试判断两种药的驱汞效果有无差别。

表 F3.24 两种驱汞药物排汞比值

二巯丁二钠	0.93 1.19 2.46 2.60 2.62 2.75 3.50 3.83 3.83 8.50
二巯基丙磺酸钠	0.93 3.34 4.82 5.22 6.11 6.13 6.34 6.80 7.28 8.54 12.59 14.92

〖分析〗 该资料属于完全随机设计的计量资料,由于两组资料方差不齐,宜选用非参数检验中的 Wilcoxon 秩和检验,目的是推断两组的排汞比值总体分布是否不同。

〖操作〗 通过调用 SPSS 的 Two Tndependent Samples 过程实现。

1. 数据准备

定义变量:分组（Values 定义:1 表示二巯丁二钠;2 表示二巯基丙磺酸钠）、排汞比值。输入数据,如图 F3.42 所示。

2. 统计分析

选择菜单 Analyze→Nonparametric Tests→Two Independent Samples,弹出 Two-Independent-Samples Tests(两独立样本检验)主对话框:① 选择变量"排汞比值",单击第一个 ![箭头]，将其送入 Test Variable List(分析变量列表)框中;② 选择变量"分组",单击第二个 ![箭头]，将其送入 Grouping Variable(分组变量)框中,单击 Define Groups,比较组的变量取值为 1 和 2,如图 F3.43 所示。单击 OK,输出结果。

	分组	排汞比值	var	var	v
1	1.00	.93			
2	1.00	1.19			
3	1.00	2.46			
4	1.00	2.60			
5	1.00	2.62			
6	1.00	2.75			
7	1.00	3.50			
8	1.00	3.83			
9	1.00	3.83			
10	1.00	8.50			
11	2.00	3.27			
12	2.00	93			
13	2.00	3.34			
14	2.00	4.82			
15	2.00	5.22			
16	2.00	6.11			
17	2.00	6.13			
18	2.00	6.34			
19	2.00	6.80			
20	2.00	7.28			
21	2.00	8.54			
22	2.00	12.59			
23		14.92			

图 F3.42　SPSS 的 Variable View 窗口

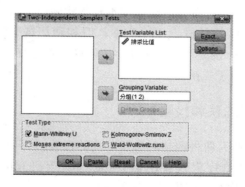

图 F3.43　Two-Independent-Samples Tests

〖结果〗 例 F3.13 的 SPSS 输出结果如表 F3.25 所示。

表 F3.25 例 F3.13 的 SPSS 输出结果

Ranks

	分　组	N	Mean Rank	Sum of Ranks
	二巯丁二钠	10	7.95	79.50
排汞比值	二巯基丙磺酸钠	12	14.46	173.50
	Total	22		

Test Statistics[a]

	排汞比值
Mann-Whitney U	24.500
Wilcoxon W	79.500
Z	-2.342
Asymp. Sig.（2-tailed）	.019
Exact Sig.［2 * (1-tailed Sig.)］	.017[b]

a. Grouping Variable：分组

b. Not corrected for ties.

〖解释〗

（1）表 F3.25 的第一部分为编秩情况列表,默认是由小到大的顺序编制秩。本例二巯丁二钠组例数为 10,平均秩次为 7.95,秩和为 79.50,二巯基丙磺酸钠组例数为 12,平均秩次为 14.46,秩和为 173.50。由此可见,二巯基丙磺酸钠组秩和高于二巯丁二钠组。

（2）表 F3.25 的第二部分为两独立样本秩和检验结果,依次为 Mann-Whitney U 统计量、Wilcoxon W 统计量、z 值、双侧 P 值和确切概率法计算的 P 值。本例 $z = -2.342, P = 0.019$,按 $\alpha = 0.05$ 水准,拒绝 H_0,接受 H_1,可认为二巯基丙磺酸钠的驱汞效果优于二巯丁二钠。

（四）等级资料的秩和检验

【例 F3.14】 为研究两种药物对尖锐湿疣的疗效,某研究分别用 5% 咪喹莫特软膏和氟尿嘧啶软膏治疗尖锐湿疣,随机双盲临床研究的疗效观察结果见表 F3.26,试比较两种药物对治疗尖锐湿疣的疗效。

表 F3.26　两种药物治疗尖锐湿疣的疗效比较

疗　效	5%咪喹莫特软膏	氟尿嘧啶软膏	合　计
治　愈	119	109	228
显　效	9	8	17
好　转	1	9	10
无　效	4	3	7
合　计	133	129	262

〖分析〗　该资料为完全随机设计的单向有序分类资料,目的是推断两药治疗尖锐湿疣疗效的总体分布是否相同,宜用非参数检验的 Wilcoxon 秩和检验。

〖操作〗　通过调用 SPSS 的 Two Independent Samples 过程实现。

1. 数据准备

定义变量:频数、分组(Values 定义:1 表示 5%咪喹莫特软膏;2 表示氟尿嘧啶软膏)、疗效等级(Values 定义:1 表示治愈;2 表示显效;3 表示好转;4 表示无效)。输入数据,如图 F3.44 所示。

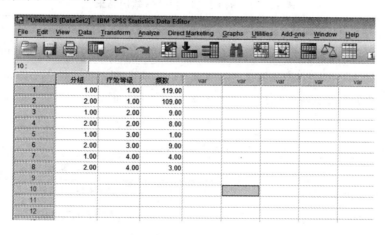

图 F3.44　SPSS 的 Date View 窗口

2. 统计分析

选择菜单 Analyze→Nonparametric Tests→Two Independent Samples,弹出 Two-Independent-Samples Tests 主对话框:① 选择变量"疗效等级",单击第一个 ,将其送入 Test Variable List 框中;② 选择变量"分组",单击第二个 ,将其送入 Grouping Variable 框中,单击 Define Groups,定义比较组的变量取值为 1 和 2,如图 F3.45 所示。单击 OK,输出结果。

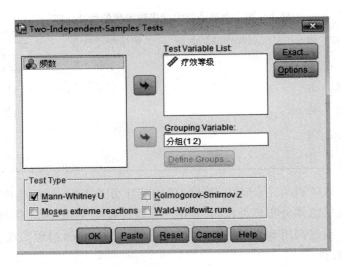

图 F3.45　Two-Independent-Samples Tests 主对话框

〖结果〗　例 F3.14 的 SPSS 输出结果如表 F3.27 所示。

表 F3.27　例 F3.14 的 SPSS 输出结果

Ranks

分　组		N	Mean Rank	Sum of Ranks
疗效等级	5%咪喹莫特软膏	133	128.16	17 045.00
	氟尿嘧啶软膏	129	134.95	17 408.00
	Total	262		

Test Statistics[a]

	疗效等级
Mann-Whitney U	8 134.000
Wilcoxon W	17 045.000
Z	−1.242
Asymp. Sig. (2-tailed)	0.214

a. Grouping Variable：分组

〖解释〗

（1）表 F3.27 的第一部分为编秩情况列表,5%咪喹莫特软膏例数为 133,平均秩次为 128.16,秩和为 17 045;氟尿嘧啶软膏例数为 129,平均秩次为 134.95,秩和为 17 408。由此可见,氟尿嘧啶软膏的秩和高。

（2）表 F3.27 的第二部分为两独立样本秩和检验结果，$z = -1.242$，$P = 0.214$，按 $\alpha = 0.05$ 水准，不拒绝 H_0，尚不能认为两种药治疗尖锐湿疣的疗效有差异。

七、直线相关与回归分析

（一）直线相关

【例 F3.15】 在某地一项膳食调查中，调查对象为 14 名 40～60 岁的中年健康妇女，测得每人的基础代谢（kJ/d）与体重（kg）的数据，见表 F3.28。据此数据如何判断这两变量间有无关联？

表 F3.28 中年健康妇女的基础代谢与体重测量值

编 号	1	2	3	4	5	6	7
基础代谢（kJ/d）	4 175.6	4 435.0	3 460.2	4 020.8	3 987.4	4 970.6	5 359.7
体 重（kg）	50.7	53.7	37.1	51.7	47.8	62.8	67.3
编 号	8	9	10	11	12	13	14
基础代谢（kJ/d）	3 970.6	3 983.2	5 050.1	5 355.5	4 560.6	4 874.4	5 029.2
体 重（kg）	48.6	44.6	58.6	71.0	59.7	62.1	61.5

〖分析〗 该资料基础代谢和体重都是连续型随机变量，属于双变量正态分布资料，目的是分析体重和 BMI 之间有无相关关系，应采用 Pearson 直线相关分析。在进行相关与回归分析之前，应先做散点图，初步判断两变量间有无直线相关趋势。

〖操作〗 通过调用 SPSS 的 Bivariate 过程实现。

1. 数据准备

（1）建立数据库：激活 SPSS 的数据编辑窗口，单击窗口左下角的 Variable View（变量视图），定义第一个变量为体重，第二个变量名为基础代谢，如图 F3.46 所示。选择菜单 File→Save 或 Save as，以"例 F3.15. sav"文件名保存。

（2）输入数据：点击数据编辑窗口左下角的 Data View（数据视图），按顺序输入相应的数据，如图 F3.47 所示。

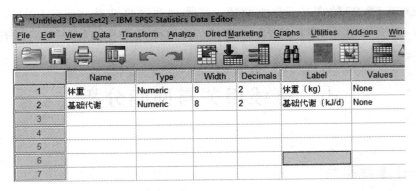

图 F3.46 SPSS 的 Variable View 窗口

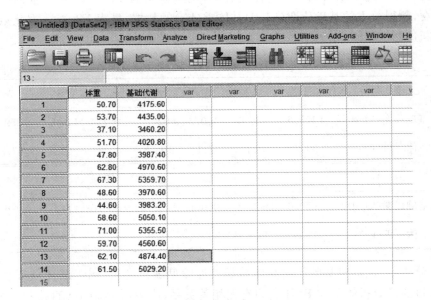

图 F3.47 SPSS 的 Date View 窗口

2. 绘制散点图

通过调用 SPSS 的 Scatter 过程实现。

（1）选择菜单 Graphs→Legacy Dialogs→Scatter/Dot，弹出 Scatter/Dot（散点图/点图）预定义对话框，选择 Simple（简单分布），如图 F3.48 所示。

（2）单击 Define，弹出 Simple Scatterplot（简单散点图）对话框。选择变量"基础代谢"，单击第一个 ![arrow]，将其送入 Y Axis（Y 轴）框；选择变量"体重"，单击第二个 ![arrow]，将其送入 X Axis（X 轴）框，如图 F3.49 所示，单击 OK，输出结果。图 F3.50 所示为体重和基础代谢的散点图（编辑过程略）。

医学统计学学习指导

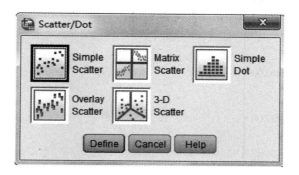

图 F3.48　Scatter/Dot 预定义对话框

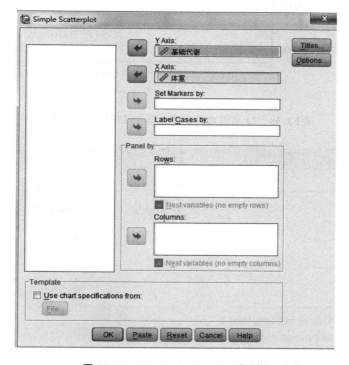

图 F3.49　Simple Scatterplot 对话框

3.统计分析

选择菜单 Analyze→Correlate→Bivariate Correlations(双变量相关分析)主对话框,选中变量"体重"和"基础代谢",单击中间的 ，将其送入 Variables(变量)框中;在 Correlation Coefficients(相关系数)复选框组中选择系统默认的 Pearson(Pearson 相关系数),如图 F3.51 所示。单击 OK,输出结果。

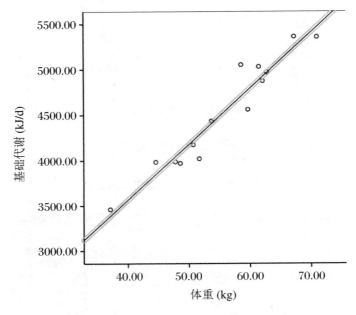

图 F3.50　14 名调查对象的体重和基础代谢的散点图

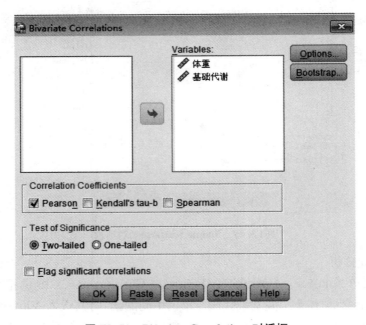

图 F3.51　Bivariate Correlations 对话框

〖结果〗 例 F3.15 的 SPSS 输出结果如表 F3.29 所示。

F3.29 例 F3.15 的 SPSS 输出结果

Correlations		基础代谢(kJ/d)	体 重(kg)
基础代谢(kJ/d)	Pearson Correlation	1	0.964**
	Sig. (2-tailed)		0.000
	N	14	14
体 重(kg)	Pearson Correlation	0.964**	1
	Sig. (2-tailed)	0.000	
	N	14	14

＊＊. Correlation is significant at the 0.01 level (2-tailed)

〖解释〗

（1）从图 F3.50 可见基础代谢随体重的增加而增加,可初步判断基础代谢和体重之间有近似线性的关系,提示可以进一步做直线相关与回归分析。

（2）上述 Pearson 直线相关分析结果中,从上到下依次为 Pearson 相关系数（Pearson Correlation）、双侧 P 值［Sig. (2-tailed)］和例数（N）,数据区四个格子中的数据呈矩阵形式对称排列。本例体重与基础代谢的 Pearson 相关系数 $r = 0.964$, $P < 0.001$,按 $\alpha = 0.05$ 水准,拒绝 H_0,接受 H_1,差异有统计学意义,可认为调查对象的体重与基础代谢间存在正相关关系,体重增加,基础代谢也增加。

（二）简单直线回归分析

【例 F3.16】 同例 F3.15。

〖操作〗 通过调用 SPSS 的 Linear 过程实现。

1. 数据准备

打开文件"例 F3.15.sav"。

2. 统计分析

选择菜单 Analyze→Regression→Linear,弹出 Linear Regression（直线回归分析）主对话框,选中变量"基础代谢",单击第一个 ⏩,将其送入 Dependent（因变量）框中;选中变量"体重",单击第二个 ⏩,将其送入 Independment(s)（自变量）框中;在 Method 下拉列表中选择系统默认的 Enter（全回归法）,如图 F3.52 所示。单击 OK,输出结果。

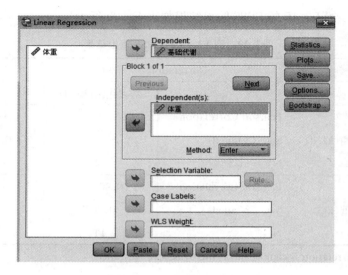

图 F3.52 Linear Regression 主对话框

〖结果〗 例 F3.16 的 SPSS 输出结果如表 F3.30 所示。

表 F3.30 例 F3.16 的 SPSS 输出结果

Variables Entered/Removed[a]			
Model	Variables Entered	Variables Removed	Method
1	体重(kg)[b]	.	Enter

a. Dependent Variable:基础代谢(kJ/d)

b. All requested variables entered.

Model Summary				
Model	R	R Square	Adjusted R Square	Std. Error of the Estimate
1	0.964[a]	0.930	0.924	165.131 13

a. Predictors:(Constant),体重(kg)

ANOVA[a]						
Model		Sum of Squares	df	Mean Square	F	Sig.
1	Regression	4 318 227.549	1	4 318 227.549	158.361	.000[b]
	Residual	327 219.463	12	27 268.289		
	Total	4 645 447.012	13			

a. Dependent Variable:基础代谢(kJ/d)

b. Predictors:(Constant),体重(kg)

	Model	Unstandardized Coefficients		Standardized Coefficients	t	Sig.
		B	Std. Error	Beta		
1	(Constant)	1 106.788	274.534		4.032	0.002
	体重(kg)	61.423	4.881	0.964	12.584	0.000

Coefficients^a

a. Dependent Variable:基础代谢(kJ/d)

【解释】

(1) 表 F3.30 的第一部分为变量引入/剔除模型表,由于只进入了一个自变量,故只有 1(Model 1)。在模型 1 中,体重为引入变量(Variables Entered),无剔除变量(Variables Removed),引入/剔除方法(Method)为 Enter 法。

(2) 表 F3.30 的第二部分为模型摘要表,模型 1 的复相关系数 $R = 0.964$,决定系数(R Square)$R^2 = 0.930$。

(3) 表 F3.30 的第三部分为回归方程的方差分析结果,$F = 158.361$,$P < 0.001$,按 $\alpha = 0.05$ 水准,拒绝 H_0,接受 H_1,可认为体重和基础代谢的直线回归方程有统计学意义。

(4) 表 F3.30 的第四部分为系数分析表,从左到右依次为标准化偏回归系数(Unstandardized Coefficients)(简称回归系数)的值(B)和标准误(SE)、标准化偏回归系数(Standardized Coefficients)的 β 值、t 值和 P 值。由表中可见:① 回归直线截距 a(常数项 Constant 的值)为 1 106.788;回归系数 b 为 61.423;② 回归系数的 t 检验结果为 $t = 12.584$,$P < 0.001$,按 $\alpha = 0.05$ 水准,拒绝 H_0,接受 H_1,可认为调查对象的体重和基础代谢之间存在直线回归关系;③ 由体重推基础代谢的直线回归方程为 $\hat{y} = 1 106.788 + 61.423x$。

八、多因素分析

(一)多重线性回归

【例 F3.17】 某大学 20 名大一女生体重(kg)、胸围(cm)、肩宽(cm)及肺活量

(L)实测值如表 F3.31 所示,试对影响女大学生肺活量的有关因素做多重回归分析。

表 F3.31　某大学 20 名大一女生肺活量及有关因素做多重回归分析

编号	体重 X_1 (kg)	胸围 X_2 (cm)	肩宽 X_3 (cm)	肺活量 Y(L)	编号	体重 X_1 (kg)	胸围 X_2 (cm)	肩宽 X_3 (cm)	肺活量 Y(L)
1	51.3	73.6	36.4	2.99	11	48.8	83.8	33.9	3.10
2	48.9	83.9	34.0	3.11	12	52.6	88.4	38.0	3.28
3	42.8	78.3	31.0	1.91	13	42.7	78.2	30.9	1.92
4	55.0	77.1	31.0	2.63	14	52.5	88.3	38.1	3.27
5	45.3	81.7	30.0	2.86	15	55.1	77.2	31.1	2.64
6	45.3	74.8	32.0	1.91	16	45.2	81.6	30.2	2.85
7	51.4	73.7	36.5	2.98	17	51.4	78.3	36.2	3.16
8	53.8	79.4	37.0	3.28	18	48.7	72.5	30.0	2.51
9	49.0	72.6	30.1	2.52	19	51.3	78.2	36.4	3.15
10	53.9	79.5	37.1	3.27	20	45.2	74.7	32.1	1.92

〖分析〗　该资料共有 4 个变量,属于多变量的计量资料,应采用多因素分析的方法,同时分析体重、胸围、肩宽对肺活量的影响。因为肺活量是计量资料且服从正态分布的变量,故对于本问题可采用多重线性回归分析。

〖操作〗　通过调用 SPSS 的 Regression 过程实现。

1. 数据准备

(1) 建立数据库:激活 SPSS 的数据编辑窗口,单击窗口左下角的 Variable View(变量视图),定义第一个变量名为体重;第二个变量名为胸围,第三个变量名为肩宽;第四个变量名为肺活量,如图 F3.53 所示。选择菜单 File→Save 或 Save as,以"例 F3.17.sav"文件名保存。

(2) 输入数据:点击数据编辑窗口左下角的 Data View(数据视图),按顺序输入相应的数据,如图 F3.54 所示。

2. 统计分析

(1) 选择菜单 Analyze→Regression→Linear,弹出 Linear Regression(线性回归)主对话框,如图 F3.55 所示:① 选择变量"肺活量",单击第一个 ➡,将其送入 Dependent(因变量)框中;② 选择变量"体重""胸围""肩宽""体重",单击第二个 ➡,将其送入 Independent(s)(自变量)框中;③ 在图 F3.56 中 Method 框中给出了建立回归方程的不同方法。选择的方法为单击此框的向下箭头。Enter（全部引入法或全回归法，系统默认）：所选择的变量全部进入方程。Remove（强迫剔除法）：系统根据设定的条件剔除部分变量。Stepwise（逐步回归法）：根据在 Option 对话框中设定的标准，在计算过程中选入或剔除单个变量，直到建立的方程外（或内）不再含有可选入（或剔除）的变量为止。Backward（向后法或后退法）：开始将全部变量选入方程，根据 Option 对话框中所设定的标准每次剔除一个变量，直到

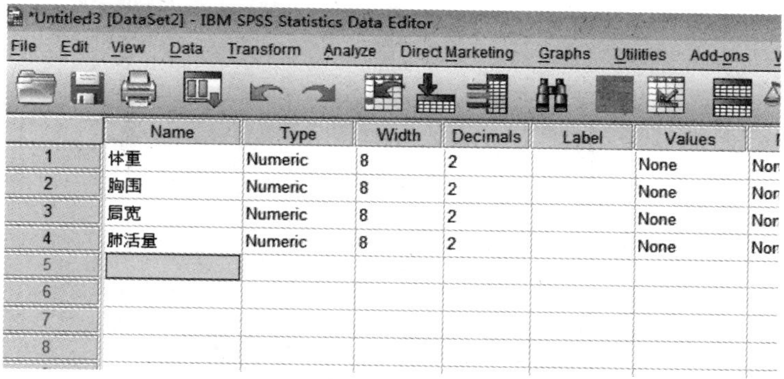

图 F3.53　SPSS 的 Variable View 窗口

	Name	Type	Width	Decimals	Label	Values	
1	体重	Numeric	8	2		None	Non
2	胸围	Numeric	8	2		None	Non
3	肩宽	Numeric	8	2		None	Non
4	肺活量	Numeric	8	2		None	Non
5							
6							
7							
8							

图 F3.53　SPSS 的 Variable View 窗口

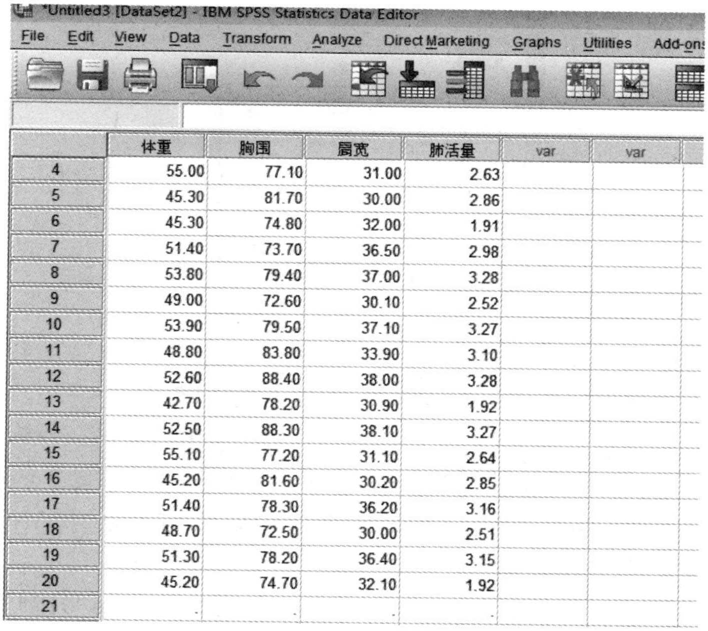

	体重	胸围	肩宽	肺活量	var	var
4	55.00	77.10	31.00	2.63		
5	45.30	81.70	30.00	2.86		
6	45.30	74.80	32.00	1.91		
7	51.40	73.70	36.50	2.98		
8	53.80	79.40	37.00	3.28		
9	49.00	72.60	30.10	2.52		
10	53.90	79.50	37.10	3.27		
11	48.80	83.80	33.90	3.10		
12	52.60	88.40	38.00	3.28		
13	42.70	78.20	30.90	1.92		
14	52.50	88.30	38.10	3.27		
15	55.10	77.20	31.10	2.64		
16	45.20	81.60	30.20	2.85		
17	51.40	78.30	36.20	3.16		
18	48.70	72.50	30.00	2.51		
19	51.30	78.20	36.40	3.15		
20	45.20	74.70	32.10	1.92		
21						

图 F3.54　SPSS 的 Date View 窗口

方程不再含有可剔除的变量为止。Forward(向前法或前进法):根据 Option 对话框中所设定的标准每次选入一个变量,直到方程外不再含有可选入的变量为止。

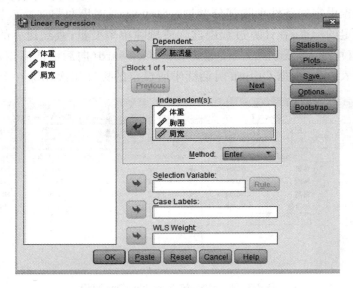

图 F3.55　Linear Regression 主对话框

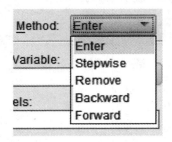

图 F3.56　Method 菜单

(2) 单击右侧的 Statistics 按钮展开如图 F3.57 所示的对话框,进行相关统计量的选择。系统默认为 Estimates、Model fit。Estimates:提供在方程中的各变量的回归系数 B、标准误、标准化回归系数 Beta 及 t 检验双侧的概率;Model Fit:提供复相关系数、确定系数、校正确定系数、剩余标准差、方差分析(ANOVA)表、回归系数等。单击 Continue 返回。

(3) 单击右侧的 Option 展开如图 F3.58 所示对话框,对逐步回归的筛选变量的界值进行确定。Use probability of F:使用 F 的概率作为进入水准 α 值(Entry Value)与剔除水准 β 值(Removal Value)。设定的进入水准值 α 必须小于剔除水

准值 β，系统默认为 $\alpha = 0.05$ 与 $\beta = 0.10$。

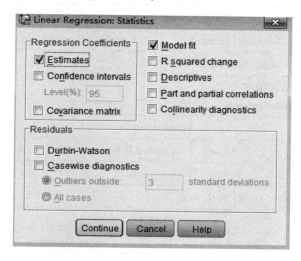

图 F3.57 Statistics 子对话框

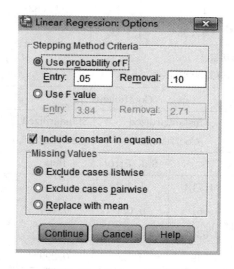

图 F3.58 Options 子对话框

（4）Use F value：使用 F 值作为进入水准值（Entry Value）与剔除水准值（Removal Value）。设定的进入值必须大于剔除值。

（5）单击 Continue 返回。再单击 OK，输出结果。

〖结果〗 例 F3.17 的 SPSS 输出结果如表 F3.32 所示。

表 F3.32　例 F3.17 的 SPSS 输出结果

Variables Entered/Removed[a]

Model	Variables Entered	Variables Removed	Method
1	肩宽、胸围、体重[b]	.	Enter

a. Dependent Variable:肺活量

b. All requested variables entered.

Model Summary

Model	R	R Square	Adjusted R Square	Std. Error of the Estimate
1	0.851[a]	0.724	0.672	0.28585

a. Predictors:(Constant),肩宽,胸围,体重

ANOVA[a]

Model		Sum of Squares	df	Mean Square	F	Sig.
1	Regression	3.431	3	1.144	13.995	0.000[b]
	Residual	1.307	16	0.082		
	Total	4.738	19			

a. Dependent Variable:肺活量

b. Predictors:(Constant),肩宽、胸围、体重

Coefficients[a]

Model		Unstandardized Coefficients		Standardized Coefficients	t	Sig.
		B	Std. Error	Beta		
1	(Constant)	−4.718	1.303		−3.620	0.002
	体重	0.061	0.021	0.484	2.972	0.009
	胸围	0.036	0.015	0.336	2.321	0.034
	肩宽	0.049	0.029	0.299	1.697	0.109

a. Dependent Variable:肺活量

〖解释〗

（1）表 F3.32 的第一部分为引入/剔除变量（Variables Entered/Removed）及建立方程的方法。本例引入的变量为体重、胸围、肩宽，没有剔除变量，方法采用的是 Enter 法，因变量为肺活量，选入变量与剔除变量的标准均采用系统默认的检验水准，进入水准 $\alpha = 0.05$，剔除水准 $\beta = 0.10$。

（2）表 F3.32 的第二部分为模型摘要表（Model Summary），给出了复相关系数（R）、确定系数（R Square）、调整确定系数（adjusted R squared）与剩余标准差（Std. Error of the Estimate），本例 $R = 0.851$，$R^2 = 0.724$，$R_{adj}^2 = 0.672$，$S_y = 0.286$。

（3）表 F3.32 的第三部分为方差分析（ANOVA）表，给出了方程整体效应的检验结果。检验结果为 $F = 13.995$，$P < 0.001$，按 $\alpha = 0.05$ 水准，拒绝 H_0，接受 H_1，该方程有统计学意义，即肺活量与体重、胸围、肩宽的回归方程成立。

（4）表 F3.32 的第四部分为回归系数（Coefficients）表，给出了方程回归系数 B、回归系数标准误、标准化回归系数 Beta 及回归系数检验统计量 t 值及其概率值。

① 回归方程（写方程用偏回归系数 B，比贡献大小用标准化偏回归系数 Beta）为：$\hat{y} = -4.718 + 0.061$ 体重 $+ 0.036$ 胸围 $+ 0.049$ 肩宽。方程中偏回归系数 $b_{体重} = 0.061$ 的含义是在胸围和肩宽不变的前提下，体重每增加 1 kg，肺活量增加 0.061 L。

② 贡献大小（比较标准化偏回归系数 Beta 的绝对值）：从 Beta 可以看出，体重对肺活量的影响最大。

③ 偏回归系数的检验结果：肩宽对应的 $P > 0.05$，因此对肺活量的影响无统计学意义；而体重和胸围对应的 $P < 0.05$，其对肺活量的影响具有统计学意义。

一般多重回归分析时，不是引入模型的变量越多越好。从本例可以看出，Enter 法是将全部自变量引入方程，由于将没有统计学意义的变量引入了方程，使得与 y 不相干的变量被引入模型，这不但不能改善模型的预测效果，还可能会增加预测的误差，降低方程的精度。因此，自变量在两个以上时不能用 Enter 法，应对自变量进行筛选，常用 Forward（向前法或前进法）、Back-ward（向后法或后退法）和 Stepwise（逐步回归法），根据研究目的适当选择。

3. 逐步回归分析

逐步回归分析（stepwise regression）是一种多重线性回归中进行变量筛选，拟合"较优"的模型的方法。逐步回归分析的数据准备、统计分析、结果解释与前述的多重线性回归分析相同，仅在 Method 选择时选择 Stepwise。例 F3.17 中以肺活量为因变量，体重、胸围、肩宽为自变量，进入水准 $\alpha = 0.05$，剔除水准 $\beta = 0.10$，进行逐步回归分析（Stepwise）。数据处理可通过调用 SPSS 的 Regression 过程实现。具体 SPSS 软件操作为：点击 Analyze→Regression→Linear，将肺活量每选入 Dependent 窗口，体重、胸围、肩宽自变量选入 Independent 窗口，在 Method 中选择 Stepwise。点击 OK 即可，逐步回归分析结果如表 F3.33 所示。

表 F3.33 例 F3.17 的逐步回归分析结果

Variables Entered/Removed[a]

Model	Variables Entered	Variables Removed	Method
1	肩宽	.	Stepwise（Criteria：Probability-of-F-to-enter＜＝.050，Probability-of-F-to-remove＞＝.100）.
2	体重	.	Stepwise（Criteria：Probability-of-F-to-enter＜＝.050，Probability-of-F-to-remove＞＝.100）.
3	胸围	.	Stepwise（Criteria：Probability-of-F-to-enter＜＝.050，Probability-of-F-to-remove＞＝.100）.
4	.	肩宽	Stepwise（Criteria：Probability-of-F-to-enter＜＝.050，Probability-of-F-to-remove＞＝.100）.

a. Dependent Variable：肺活量

Model Summary

Model	R	R Square	Adjusted R Square	Std. Error of the Estimate
1	0.713[a]	0.509	0.481	0.35963
2	0.794[b]	0.631	0.588	0.32061
3	0.851[c]	0.724	0.672	0.28585
4	0.821[d]	0.674	0.636	0.30125

a. Predictors：（Constant），肩宽
b. Predictors：（Constant），肩宽、体重
c. Predictors：（Constant），肩宽、体重、胸围
d. Predictors：（Constant），体重、胸围

ANOVA[a]

	Model	Sum of Squares	df	Mean Square	F	Sig.
1	Regression	2.410	1	2.410	18.633	0.000[b]
	Residual	2.328	18	0.129		
	Total	4.738	19			
2	Regression	2.991	2	1.495	14.548	0.000[c]
	Residual	1.747	17	0.103		
	Total	4.738	19			

	Model	Sum of Squares	df	Mean Square	F	Sig.
3	Regression	3.431	3	1.144	13.995	0.000ᵈ
	Residual	1.307	16	0.082		
	Total	4.738	19			
4	Regression	3.195	2	1.598	17.604	0.000ᵉ
	Residual	1.543	17	0.091		
	Total	4.738	19			

a. Dependent Variable：肺活量

b. Predictors：（Constant），肩宽

c. Predictors：（Constant），肩宽、体重

d. Predictors：（Constant），肩宽、体重

e. Predictors：（Constant），体重、胸围

Coefficientsᵃ

Model		Unstandardized Coefficients		Standardized Coefficients	t	Sig.
		B	Std. Error	Beta		
1	（Constant）	−1.167	0.914		−1.277	0.218
	肩宽	0.117	0.027	0.713	4.317	0.000
2	（Constant）	−2.484	0.985		−2.521	0.022
	肩宽	0.076	0.030	0.465	2.575	0.020
	体重	0.054	0.023	0.429	2.377	0.029
3	（Constant）	−4.718	1.303		−3.620	0.002
	肩宽	0.049	0.029	0.299	1.697	0.109
	体重	0.061	0.021	0.484	2.972	0.009
	胸围	0.036	0.015	0.336	2.321	0.034
4	（Constant）	−4.908	1.368		−3.587	0.002
	体重	0.081	0.018	0.644	4.619	0.000
	胸围	0.046	0.015	0.436	3.125	0.006

a. Dependent Variable：肺活量

Excluded Variables[a]

Model		Beta In	t	Sig.	Partial Correlation	Collinearity Statistics
						Tolerance
1	体重	0.429[b]	2.377	0.029	0.499	0.665
	胸围	0.274[b]	1.582	0.132	0.358	0.840
2	胸围	0.336[c]	2.321	0.034	0.502	0.822
4	肩宽	0.299[d]	1.697	0.109	0.391	0.556

a. Dependent Variable:肺活量

b. Predictors in the Model：(Constant),肩宽

c. Predictors in the Model：(Constant),肩宽、体重

d. Predictors in the Model：(Constant),体重、胸围

【解释】

(1) 表 F3.33 的第一部分为引入/剔除变量(Variables Entered/Removed)及建立方程的方法。本例引入变量为肩宽、体重、胸围,剔除变量为肩宽,方法采用的是 Stepwise 法,因变量为肺活量。选入变量与剔除变量的标准均采用系统默认的检验水准,进入水准 $\alpha = 0.05$,剔除水准 $\beta = 0.10$。第一步选入变量肩宽,第二步选入变量体重,第三步选入变量胸围,剔除变量肩宽。结果本例以第二步或模型 2 为例解释。

(2) 表 F3.33 的第二部分为回归模型摘要(Model Summary)表,给出了每个回归方程的复相关系数(R)、确定系数(R Square)、调整确定系数(Adjusted R Squared)与剩余标准差(Std. Error of the Estimate)。复相关系数(R)是随着引入的变量增加而增大,剩余标准差(Std Error of the Estimate)则随引入的变量增加而减少。本例模型 2 中 $R = 0.794$,$R^2 = 0.631$,$R_{adj}^2 = 0.588$,$S_y = 0.320\,61$。

(3) 表 F3.33 的第三部分为方差分析(ANOVA)表,给出了每个方程整体效应的检验结果 $F = 14.548$,$P < 0.001$,按 $\alpha = 0.05$ 水准,拒绝 H_0,接受 H_1,该方程有统计学意义,即肺活量与肩宽、体重的回归方程成立。

(4) 表 F3.33 的第四部分为回归系数(Coefficients)表,给出了每个方程的回归系数 B、回归系数标准误、标准化回归系数 Beta 及回归系数检验统计量 t 值及其概率值。选入的肩宽、体重均有统计学意义,肩宽对肺活量影响最大,其次是体重。体重、肩宽与肺活量的回归方程为:$\hat{y} = -2.484 + 0.076$ 肩宽 $+ 0.054$ 体重。

(5) 表 F3.33 的第五部分为剔除回归方程的各变量系数的估计和检验(Ex-

cluded Variables）。从表中 P 值可判断当进入水准 α 提高到多少时，可以引入那些变量。

（二）Logistic 回归

【例 F3.18】 为研究内源性儿茶酚胺水平（CAT）与冠心病（CHD）的发病关系，分别随访 CAT 水平高、低不同的两组人群 7 年内冠心病的发病数。在分析时需要考虑年龄（AGE）和心电图异常（ECG）的混杂作用。按 AGE 和 ECG 分层整理成表 F3.34，假设冠心病发病 $Y=1$，未发病 $Y=0$，试通过该数据建立 Y 与 CAT、AGE 和 ECG 的 Logistic 回归模型。

表 F3.34　内源性儿茶酚胺水平与冠心病的发病关系

分层因素	CAT = 1		CAT = 0	
	发病	未发病	发病	未发病
AGE＜55，ECG = 0	1	17	7	257
AGE＜55，ECG = 1	3	7	14	52
AGE≥55，ECG = 0	9	15	30	107
AGE≥55，ECG = 1	14	5	44	27
合　计	27	44	95	443

〔分析〕　因变量是二分类变量，不符合多重线性回归分析的应用条件，因此应选用二分类 Logistic 回归分析。

〔操作〕　通过调用 SPSS 的 Regression 过程实现。数据准备与多重线性回归相同。以例 F3.18 为例，以冠心病（CHD）为因变量，以 AGE、ECG、CAT 为自变量，进入水准 $\alpha=0.05$，剔除水准 $\beta=0.10$，进行二分类 Logistic 回归分析。

1. 数据准备

（1）建立数据库：激活 SPSS 的数据编辑窗口，单击窗口左下角的 Variable View（变量视图），定义变量：CAT = 0 表示低水平，CAT = 1 表示高水平；AGE = 0 表示年龄＜55，AGE = 1 表示年龄≥55；ECG = 0 表示心电图正常，ECG = 1 表示心电图异常，如图 F3.59 所示。选择菜单 File→Save 或 Save as，以"例 F3.18. sav"文件名保存。

（2）输入数据：点击数据编辑窗口左下角的 Data View（数据视图），按顺序输入相应的数据，如图 F3.60 所示。该数据为频数表资料，输入后需根据前面 χ^2 检验介绍的变量加权功能对表格中的频数进行加权。

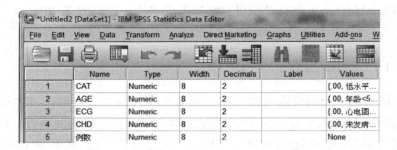

图 F3.59 SPSS 的 Variable View 菜单

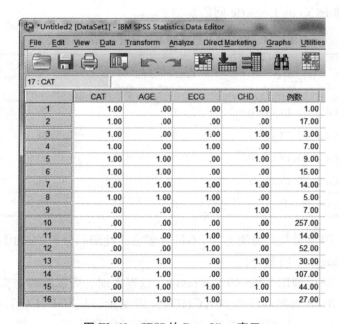

图 F3.60 SPSS 的 Data View 窗口

2. 统计分析

（1）选择菜单 Analyze→Regression→Binary Logistic，弹出 Logistic Regression 主对话框，如图 F3.61 所示。

（2）选择变量"CHD"，单击第一个 ![箭头]，将其送入 Dependent（因变量）框中；选择变量"CAT""AGE""ECG"，单击第二个 ![箭头]，将其送入 Covariates（协变量）框中。

（3）单击右侧 Options 按钮进行选择项的设定，在对话框中选择 CI for Exp(B)和 Classification Plots，确定进入和剔除变量的概率标准，如图 F3.62 所示。单击 Continue 返回。

医学统计学学习指导

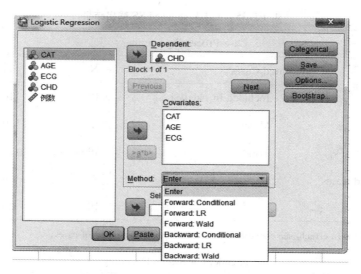

图 F3.61 Logistic Regression 主对话框

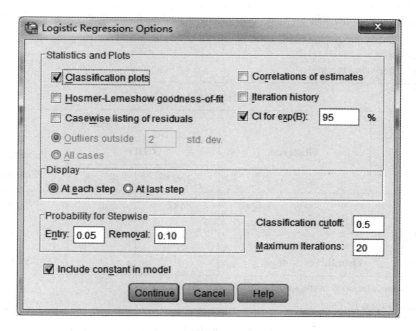

图 F3.62 Options 对话框

（4）点击 OK，输出结果。

〖结果〗 例 F3.18 的 SPSS 输出结果如表 F3.35 所示。

表 F3.35 例 F3.18 的 SPSS 输出结果

Case Processing Summary

Unweighted Cases[a]		N	Percent
Selected Cases	Included in Analysis	16	100.0
	Missing Cases	0	0.0
	Total	16	100.0
Unselected Cases		0	0.0
Total		16	100.0

a. If weight is in effect，see classification table for the total number of cases.

Dependent Variable Encoding

Original Value	Internal Value
未发病	0
发 病	1

Block 0：Beginning Block

Classification Table[a,b]

	Observed	Predicted		
		CHD		Percentage Correct
		未发病	发 病	
Step 0	CHD 未发病	487	0	100.0
	发 病	122	0	0.0
	Overall Percentage			80.0

a. Constant is included in the model.

b. The cut value is .500

Variables in the Equation

		B	S. E.	Wald	df	Sig.	Exp(B)
Step 0	Constant	−1.384	0.101	186.937	1	0.000	0.251

Variables not in the Equation

			Score	df	Sig.
Step 0	Variables	CAT	16.246	1	0.000
		AGE	92.335	1	0.000
		ECG	90.089	1	0.000
	Overall Statistics		160.921	3	0.000

Block 1: Method = Enter

Omnibus Tests of Model Coefficients

		Chi-square	df	Sig.
Step 1	Step	164.124	3	0.000
	Block	164.124	3	0.000
	Model	164.124	3	0.000

Model Summary

Step	−2 Log likelihood	Cox & Snell R Square	Nagelkerke R Square
1	445.920[a]	0.236	0.373

a. Estimation terminated at iteration number 6 because parameter estimates changed by less than 0.001

Classification Table[a]

			Predicted		
	Observed		CHD		Percentage Correct
			未发病	发 病	
Step 1	CHD	未发病	455	32	93.4
		发 病	64	58	47.5
	Overall Percentage				84.2

a. The cut value is .500

Variables in the Equation

	B	S.E.	Wald	df	Sig.	Exp(B)	95% C.I. for EXP(B)	
							Lower	Upper
CAT	0.659	0.319	4.273	1	0.039	1.933	1.035	3.610
AGE	2.055	0.262	61.454	1	0.000	7.807	4.670	13.051
ECG	1.879	0.243	59.741	1	0.000	6.544	4.064	10.537
Constant	−3.373	0.259	169.849	1	0.000	0.034		

a. Variable(s) entered on step 1: CAT, AGE, ECG

〖解释〗

(1) 表 F3.35 的第一部分为数据处理情况汇总(Case Processing Summary),说明参与分析的记录数及缺失值数。本例参与分析的记录有 16 例,无缺失记录。

(2) 表 F3.35 的第二部分为因变量的取值编码(Dependent Variable Encoding),本例因变量取值为 0 和 1。

(3) 表 F3.35 的第三部分为分类表(Classification Table),表示 Block 0:Beginning Block 标题下,模型中不含任何自变量(只有常数项,无效模型)时观测值(Observed)与预测值(Predicted)的交叉表。

(4) 表 F3.35 的第四部分为模型参数检验结果表(Variables in the Equation),模型不含任何自变量(Step 0),该结果有无统计学意义关系不大。

(5) 表 F3.35 的第五部分为模型外的变量表(Variables not in the Equation),表示如果纳入模型,其拟合优度的改变是否具有统计学意义,提示下一步进入回归方程的自变量;结果显示 3 个变量均有统计学意义($P<0.001$);如果是手工筛选变量,3 个变量都可以考虑引入模型。

(6) 表 F3.35 的第六部分为模板系数综合检验(Omnibus Tests of Model Coefficients)表,模型(Model)$\chi^2 = 164.124$,$P<0.001$,按 $\alpha = 0.05$ 水准,可认为拟合的方程有统计学意义。

(7) 表 F3.35 的第七部分为模型摘要(Model Summary)表,Cox & Snell R Square 和 Nagelkerke R Square 检验是回归方程的拟合优度检验,类似于多重线性回归分析的 R^2 统计量,其数值大小反应方程的拟合优度好坏,R^2 越大表示方程拟合优度效果越好。本例 Cox & Snell R Square 为 0.236,Nagelkerke R Square

为 0.373。

（8）表 F3.35 的第八部分为引入有统计学意义的自变量后的模型（Classification Table）对因变量的分类预测情况。从本例结果可看出预测准确率从 Block 0 时的 80.0%提高到 84.2%，说明有统计学意义的自变量对改善模型预测效果有意义。

（9）表 F3.35 的第九部分为 Logistic 回归分析最重要的结果（Variables in the Equation），包括模型的变量及常数项的系数值（B）、标准误（S. E.）、Wald 卡方值（Wald）、自由度（df）、P 值（Sig.）及 Exp（B）（即 OR，odds ratio）等。结果显示，3 个变量在模型中均有统计学意义，且 3 个自变量的系数均为正值，OR 值大于 1 及 95%CI Exp（B）的范围都超过 1，说明 CAT、AGE 和 ECG 3 个自变量都和冠心病的发生呈正相关，关联强度（OR 值）分别为 1.993（1.035～3.610）、7.807（4.670～13.051）和 6.544（4.064～10.537）。

（金来润　袁　慧）